A BRIEF HISTORY
OF ANTIEPIDEMIC
IN CHINA

中國抗疫簡史

———— 張劍光　著

Contents
目錄

序：三千年疫病的當代思考

中國古代對傳染病肆虐給人類帶來危害的認識，有着一個艱辛的過程。其實有文字記錄的三千五百多年來，疫病的流傳地成百上千，疫病的種類各式各樣，人類的發展歷史，可以說是一部與疫病作鬥爭的歷史。

中國有文字明確記載的疫病從商朝開始，甲骨文中有「疾年」的說法，大概就是指疫病流行。春秋戰國時期，疾病流行已很多見，趙國和秦國等地多次發生大疫。人們已經認識到「四時皆有癘疫」，疫病是「氣不和之疾」，已能辨別出傷寒、瘧疾、蠱、癢疥疾、麻風等傳染病。疫病流行，「鄉立巫醫，具百藥，以備疾災」（《逸周書·大聚篇》），抗擊傳染病的措施也已出現。

一般來說，疫病往往是動亂和戰爭的產物，越是社會混亂時期，疾疫發病率就高，為害時間也較長。相反，政治清明，社會安定，雖然疫病仍會發生，但只要有正確得當的救災抗疫措施，疫病流行的頻率就低，規模有限。東漢末年，大疫一場接一場。桓、靈、獻三帝共 70 年，比較大的疫病流行有 16 次之多，其中好幾次是全國性的大流行。曹植《說疫氣》談到建安二十二年的大疫時說：「癘氣流行，家家有僵屍之痛，室室有號泣之哀。或闔門而

殪，或覆族而喪。」

魏晉南北朝時期，政權更迭頻繁，大小戰爭不斷，社會動盪不穩，形成了中國歷史上的第一個疫病高發期。三國兩晉疫病流行的次數約為 35 次，每 5.8 年就有一次疫病。南朝共出現疫病 13 次，北朝 11 次。這時的疫病常與戰爭動亂相伴隨，政府組織抗擊疫病的次數不多，疫病的流行肆無忌憚，人民在無助痛苦中生活。

隋唐五代共有疫病 30 多次。唐太宗時期，共有 6 次流行，但由於社會安定，政府救災防疫措施得當，疫病對社會的影響控制在最小範圍之內，一般都是在一二州之中流行。唐朝後期至五代，藩鎮割據，戰爭頻起，無有效救治措施，疫病來勢洶湧，常出現百姓「流亡遷徙，十室九空」的局面。

兩宋疫病前後共有 51 次，南宋流行的次數超過北宋。在人口最為密集、流動人口較多的首都地區，疫病流行明顯增多，南宋有 20 多次疫病發生在以臨安府為中心的浙西地區。人口密度過高，有利於孳生疫病，方便疾病的流行。因此在人口密集的地方，衛生預防的意義特別重要。元朝大疫有 30 多次，已出現一場大疫死 90 萬人的高紀錄。

明清疫病的流傳達到高峰。明朝發生疫病約 180 多次，分佈在 118 個年份。明朝共 277 年，平均每 2.34 年中就有 1 年疫病流行，每年發生 1.54 次疫病。清朝共 267 年，據《清史稿》記載，出現疫病的年份有 134 年，而實際清朝流行疫病的年份肯定不

止這些。明清時期的大疫病常常跨州跨省流行，對人類生命危害嚴重。大疫過後，常常出現「死人無算」、「疫死者幾半」的情況。

一般來說，一種新疫病剛流行時，由於人們認識不足，往往為害深重。明清時期的鼠疫和霍亂，就是其中最為劇烈的兩種。明朝開始爆發的鼠疫，只要人一看見死老鼠，馬上就會「人死如圻堵」，最後「人見死鼠如見虎」。（師道南：《死鼠行》）鼠疫嚴重的地區，一戶戶人家全部死絕，有的地方一條街巷或一個縣城死掉一大半，「巷染戶絕」，沒死的也早就嚇跑了。如山西興縣，崇禎年間流行「天行瘟疫」，早晨發病晚上就會死人，甚至在一夜之內，全家盡死子遺，「百姓驚逃，城為之空」。人與人之間互相戒懼，「病者不敢問，死者不敢弔」。有專家估計，單萬曆七年至十六年的鼠疫就引起山西、河北 500 萬人的死亡。清朝真性霍亂剛流行時，從陸路、海路兩個方向由南至北席捲中國，自雲南、廣東一直傳進京師，「民多驟死，鄉村尤甚。其症吐瀉轉筋，即時斃命，針刺醫藥百中僅活數人。問疾送驗，傳染無已，甚有全家俱斃者。」（《昆新兩縣續修合志》卷 51）隨着對霍亂認識的加深，人們防備意識的完備，疫病為害就漸漸失去最初狂野的本性。

面對疫病，我們的祖先沒有被嚇倒，而是眾志成城，樹立起必勝的信心，開展了前赴後繼的抗疫救災活動。數千年來，他們在災害面前高昂起頭，挺着胸膛，同疫魔進行着殊死的鬥爭。上至中央和各級地方政府，下至平民百姓，他們同疫病鬥爭的精神可歌

可泣。

歷代政府常常會採取一些積極有效的救災措施，率領人民抗擊疫病，如減輕經濟負擔是政府採取的最普遍措施。百姓染上疫病，需要醫藥救治，再按正常年景向國家交納賦稅，實在是力所不及。因此免稅之類減輕農民負擔的措施在一定意義上是有利於人民生活的。唐宣宗大中年間，江淮大疫，宣宗下令：受疫肆虐的淮南、武寧軍等方鎮轄內，以前拖欠政府的缺額錢物攤派先放免三年，三年以後再行交納。所有放免的租賦貢物，州縣必須在鄉村要路一一榜示，使閭閻百姓能全部透徹地了解。

政府編纂頒行簡便易用方書，並錄於木版石條上，在村坊要路曉示，對疫病防治的作用更為直接有效。宋朝政府大量印行編輯醫書，向各州縣推廣，向老百姓傳播預防疫病的知識。疫病流行時期，中央政府和地方官員經常以醫藥治療來對抗疫病，政府曾派出醫生帶着藥品到鄉村巡視。唐文宗太和六年（832年）春天，長江以南大部分地區流傳疫疾，文宗頒詔說：「其疫未定處，並委長吏差官巡撫，量給醫藥，詢問救療之術，各加拯濟，事畢條疏奏來。」（《冊府元龜》卷144《帝王部·弭災三》）責成地方官員親自下鄉送藥，具體實施情況必須向中央彙報。

切斷傳染源，對病人進行隔離是最切實有效的一種措施。夏商周時期，隔斷傳染源以防止疫病繼續擴大的思想已經產生。秦漢時期，對凡是感染疫病的病人，有一套檢查和隔離措施。雲夢秦簡

《封診式》中，講述了里典甲向上級報告，發現本里人丙好像是患癩（即麻風病），於是展開了調查，詢問患者本人。接着派醫生前去檢查，醫生根據丙的各種特徵進行觀察，最後診斷他確是犯了麻風病，於是將患癩病的丙送到癩遷所隔離，再進行醫治。説明早在秦代，對麻風病的診斷有着一套報告、鑒定、隔離的完整制度，並建立起了傳染病的隔離醫院。

歷代隔離的場所有兩種，一為疫病到來後臨時建立的場所。宋神宗熙寧八年（1075 年），杭州饑疫並作，染病百姓不計其數。蘇軾在杭州建立了很多病坊，「以處疾病之人」，這實際上就是簡陋的隔離醫院。他招募僧人到各坊進行管理治療，每天早晚，僧人們按時準備病人的藥物和飲食，「無令失時」。另一種是常設的隔離場所。武則天時期，以前由政府出面主辦、有專門官員負責的癩人坊，被改稱為悲田養病坊。宋徽宗崇寧初年，設立了專門收養病人的安濟坊。坊中醫者每人都要建立個人的技術檔案（手歷），醫治病人的技術長短處都要記錄下來，作為年終考評的主要依據。

除病人外，接觸過病人者也要被隔離，因為他們感染上疫病的可能性最大。《晉書·王彪之傳》談到永和末年，疾疫流傳，「朝臣家有時疫，染易三人以上者，身雖無病，百日不得入宮。」如果官員們家中有三人得同樣的傳染病，官員們即使無病，只因可能是帶菌帶病毒者，也要過百日後才能上朝。這種措施極為科學，它可以把疫病控制在最小範圍之內。秦國還曾在外來賓客入城時，用火熏

燎其乘坐的馬車，以防止病菌的傳播。1894 年鼠疫在中國香港、日本出現時，上海隨即對所有進口船隻上的旅客進行體格檢查，憑「免疫通行證」入境，並建立了一些臨時性的醫院和熏蒸消毒站。

抗擊措施及時有效，疫病為害的程度就可以降到最低。預防隔離措施有力到位，疫病傳染源較早切斷，疫病流傳就能得到有效控制，反覆流傳的可能性就小。從科學性上說，隔離病人和疫病接觸者，是最為簡便、有效的抗擊疫病方法。

衛生預防也是抗擊疫病的有力措施。夏商周時期，中國已經產生了疫病預防思想。如在《周易》中，一再提到在疫病未發生時，要確立預防疫病發生的思想和在精神上做好準備。《乾卦》的九三爻辭說：「終日乾乾，夕惕若厲（癘），無咎。」意謂處於困難時期，要自強不息，不要像見到疫病一樣害怕得不要命，要有堅決戰勝疾疫的信心。

為預防疫病發生，人們在個人衛生方面十分注意，在甲骨卜辭中已有個人洗面、洗澡、洗手、洗腳的記錄。秦漢時期，人們的認識更為深刻，《後漢書·禮儀志》云：「是月上巳，官民皆絜於東流水上，曰洗濯祓除去宿垢疢為大絜。」通過沐浴搞好個人衛生，驅除疫病流傳的可能。飲食衛生是預防疫病的另一個重要方面。漢代的《論衡》說：「鼠涉飯中，捐而不食。」這符合現代意義上的衛生要求。漢代的《金匱要略》也告誡人們：「果子落地經宿蟲、蟻食之者，人大忌食之。」否則會得瘧疾。唐代孫思邈也告誡人們：不要

吃生肉，吃動物的肉時一定要煮爛。動物體內存在着一些病毒，只有燒熟才能殺死。

　　為預防疫病，環境衛生更為人們重視。甲骨卜辭表明當時已實行人畜分居，以使動物身上的疫病儘少可能傳給人類。商周時期的人們已知在高亢之地建造房屋居住，因為住在向陽乾燥地方有利於太陽光照，乾淨消毒，能限制疫病病菌的傳播。《周禮》中講到周秦時期已經建立路廁；漢朝時中國都市中普遍設立公共廁所，當時稱之「都廁」；唐五代時政府專門有管理廁所衛生的官員，城市的衛生設施在當時世界上處於領先地位。古人認為，許多傳染病是從塵埃中得來的，因此早在戰國就對「棄灰於道者」判處一定的刑罰，城市的垃圾須按政府的規定處理。一些疫病可以在空氣中傳播，如鼠疫桿菌經呼吸道排出後可能通過空氣飛沫傳入他人體內，所以清代吳子存在《鼠疫抉微》中提醒人們要經常灑掃堂房，廚房溝渠要整理清潔，房間窗戶要通風透氣。疫勢危急時，要避開撤走，找個大樹下的陰涼當風處居住，近水當風之處最好，千萬不要眾人擁雜在一起。

　　三千年來的歷史說明，中國是一個勇於並善於抗擊疫病的國度，有着戰勝各種傳染病的傳統。當科學技術水平有限，人類對醫學的認識剛剛進入起步階段時，由於人們對疫病的恐懼，防治疫病的希望主要寄託在巫術上，求神祈靈，驅鬼逐邪。隨着醫學認識的不斷推進，人類對疫病認識的深刻，巫術這一無知時代人們認識的

產物，只會延遲疫病的治療，使疫病傳播範圍更廣。今天，隨着科學技術的不斷進步，只要我們發揮出智慧和潛能，災難面前臨危不懼，弘揚中華民族在抗擊疫病中形成的頑強民族精神，我們一定會戰勝各種各樣的疫病，我們的民族將會不斷繁衍生息，發展壯大。

CHAPTER 01

第 一 章
疫病與巫術

自從人類開始出現，疾病就伴隨着而來，其中相當一部分是傳染性的。在人類社會前進的歷史中，隨處都可見到疫病折磨我們人類的蹤跡，疫病帶給千百萬普通老百姓巨大而無窮的苦難與悲哀。疫病傳染方式的不可捉摸，使瀰漫在人們心頭的全是神秘和恐怖，於是開始了對巫術的崇拜和尊敬。

疫病與巫術

疫，這一中國古代史書中的常見名稱，就是今天的傳染病。它是由各種致病性微生物或病原體引起的傳染性疾病。早期的人們對傳染病的認識十分有限，無法詳細地區分傳染病的種類，遂將傳染性的疾病統稱為疫、疫病。

大約 1 萬年前，人類逐漸以農業經濟取代了漁獵經濟，飼養業也逐步發展，從遊牧生活走向了定居生活。人類逐漸開始對自己的健康有了要求，對防疫治病有了比較粗淺的認識。

傳說中的神農氏時期，人類向文明社會逐步邁進。神農氏帶領他的人民由採集漁獵向農業社會進化，漢代《白虎通義》說：「古之人民皆食禽獸肉，至於神農，人民眾多，禽獸不足，於是神農因天之時，分地之利，製耒耜，教民農作，神而化之，使民立之，故謂之神農。」由於人口開始增多，自然條件已不允許再過遊牧生活，於是在神農氏的帶領下，人類由生食到熟食，從狩獵進入了農業。眾多人口聚居在一起，就很容易遭到疫病的襲擊。

如何抗擊疫病，成了人類發展歷史上的一個十分嚴峻的問題。有人從社會實踐經驗中不斷總結出原始醫學知識，開始以醫藥防治疫病。

傳說中的神農氏除了「教天下耕種五穀而食之，以省殺生」之外，還「嚐味草木，宣藥療疾，救夭傷之命」。他「嚐百草之滋味，水泉之甘苦，令民知所就避」。神農氏成了傳說中醫藥的創始者，是中國人開始有意識地對自己的健康進行保護的始祖。

傳說中的黃帝，也教民治百病。他「諮訪岐伯、伯高、少俞之徒，內考五臟六腑，外綜經絡、血氣、色候，參之天地，驗之人物，本之性命，窮神極變」，研究醫道。後代把他與當時的一些名醫如岐伯、雷公等討論醫學的著作，編成《內經》，署名為黃帝所作，稱《黃帝內經》。據說黃帝時期有很多名醫，在發展醫藥、預防疾疫等方面有了一定的認識。如黃帝大臣桐君「識草木金石性味，定三品藥物」，根據自己對藥物的認識編成《藥性》四卷。對醫藥認識的進步，表明人類對疫病治療從無奈進入了有為的階段，開始用醫藥對疫病進行控制。

不過，醫藥剛剛進入萌芽起步階段，它的作用畢竟有限，人們對防治疫病的願望主要寄託在巫術上。

神靈與疫病的聯繫者 —— 巫醫

遠古時代，由於生產水平和認識能力的低下，人類對許多自然現象，如對天地、山川、風雨、雷電、霜雪、旱澇及人體生理、疾

疫、死亡都無法理解，充滿恐懼心理，感到神秘莫測。在當時的語言、思維和推理能力之下，人們試圖從當時的認識水平對這些自然現象加以說明和解釋，於是出現了對自然界的崇拜和信仰。當時的人們認為宇宙間有一種主宰萬物的神靈，人的疾疫生死，都是神的降臨，不可抵禦。他們企圖通過與神的交流來達到心靈的宣泄，來彌補和控制疫病產生出現的無奈痛苦而造成的心理失衡。在這樣的認識背景之下，求神祈靈、驅鬼逐邪之類的巫技應運而生，「巫」出現了，人的祛病除疾的原始本能也被染上了神靈的光暈。「巫」充分利用了人類的幻想，自稱與神可以相通，能採用某些方法影響自然，改變人的生老病死。稍後，「巫」的發展呈理論化和系統化，有一套完善的咒語、祭祀、祈禱與迷信活動。

上古時期的巫在防治疫疾方面所起作用很大。巫是活躍於政壇的一個群體，許多巫都是當時傳說中帝王的醫學大臣。他們是保佑民眾、維護人們健康的一批在當時來說屬於知識分子的人。傳說中的巫有巫咸、巫彭、巫妨、巫抵、巫姑、巫禮、巫盼等人。巫咸據古史《世本》記載為帝堯大臣，「以鴻術為堯之醫，能祝延人之福，瘉人之病」。巫彭據《路史》記載，黃帝曾命他與桐君為百姓治病，「人得以百年」。他們主要以祈禱和詛咒為形式進行「驅鬼」、「逐疫」，同時也輔以醫藥進行治療。因為醫藥水平有限，所以巫的發展是適合了當時的社會需要，巫術成為原始的醫療方法。

《說苑》記載上古有個叫苗父的巫醫,「以菅為席,以芻為狗,北面而祝,發十言耳,諸扶而來者,輿而來者,皆平復如故」。這個上古神醫通過祈禱、詛咒方式,使前來醫病之人恢復了健康。另外還有一個叫俞跗的巫醫,「搦腦髓、束肓莫,炊灼九竅而定經絡,死人復為生人」。巫的這種以祈禱為主、醫藥為輔的治療方法,多少傳播了一點衛生知識,給充滿恐懼的患病者在精神上帶去了莫大的安慰,有利於病情的減輕和身體的自我調節。

巫的出現,是這一時期人們對強大的自然主觀能動積極性的發揮。然而巫醫靠巫術治疫病,畢竟是無知時代人們認識有限的產物,是很少有可能治好疫病的。宋代朱熹曾經說過:「擊鼓舞趨,祈禳疾病曰巫醫,是則巫覡之徒,不知醫藥之理者也。」巫畢竟不是完全掌握正確醫治方法的醫,他們把主要的心思放在與神溝通上,反而會延遲疫病的快速治療,舉行儀式時眾人的集中,會使疫病傳播範圍更大,為害更甚。

甲骨文中的巫術

占卜習俗歷史悠久,內蒙古巴林左旗富河溝門村的富河文化遺址中,就出土有當時占卜所用的鹿類動物的肩胛骨。這些肩胛骨都

有燒灼卜骨的痕跡。龍山文化時期占卜十分流行，牛、鹿、豬、羊等肩胛骨做成的卜骨背面都用火燒灼，正面出現裂紋，主持占卜者就會按照燒灼和裂紋情況來預測吉凶。這種祭祀中的占卜方式在甲骨文時期成了最為重要的溝通神靈的手段。

這一時期疫病流行不斷。甲骨卜辭中的「疾」字，是以一張床的形象表示的，意指人臥床不起，後來通常指流行病。「疥」常用來表示癢疥類疾疫，指發生疹斑症的傳染性發熱病。「禍風」常作某某因風致疾，也即後世所謂的傷風，即今天所說的呼吸道傳染性疾病。「蠱」字指器皿中有兩個蟲，人食之入腹，就成為蠱。這個蠱大概就是血吸蟲之類的寄生蟲。甲骨文中的「疾年」，指這一年社會上反覆出現規模、範圍較大的流行疾病，這可以說是中國古代明確記載疫病流行的最早資料。

疫病流行往往會造成人員的傷亡，因而商周時期的人們採取了許多種方法進行治療。上古流傳下來的巫術盛行不衰，人們治療的方法主要以巫術治療為主。由於整個社會崇敬鬼神，發生疫病，人們往往會認為這是上帝肇病、祖宗降咎（人鬼作祟）。在這樣的對疫病認識的前提下，大家就祭拜鬼神，以求福佑，希望通過祭祀而禳除疫病。

在甲骨文的記載中，商人用祭祀占卜對付疫病，方法主要有這樣幾種。（甲）禃病。禃，祭也。凡染上疫病之後，就要向祖先舉

行「祷」祭，在祭祀之中報告病情以祈保佑。（乙）禦病。甲骨卜辭中，有用「禦」作為祭名的，含有禳除災禍之義。（丙）祉病。祉，祭名，甲骨卜辭云：「乎（呼）比（祉）役（疫），正？」即用祉祭致於神，求神停止疫疾的傳播。（丁）衛病。衛，也是祭名。通過衛祭，求神保護，以求禳病。當時王室大臣畢身患瘧疾，遂向鬼神請求把疫病趕出體內。

夏、商、西周時期，巫術代醫，是當時治療疫病的主要方法。《山海經・大荒西經》述說前代事情時談到大荒之中，有座靈山，巫咸、巫即、巫盼、巫彭、巫姑、巫真、巫禮、巫抵、巫謝、巫羅等十巫就住在這裏，替人治病的「百藥」也存放在這裏。《海內西經》也說有巫彭、巫抵、巫陽、巫履、巫凡、巫相等巫，「皆操不死之藥」。《尚書》載周武王生病時，是周公用巫術的方法向上帝祝禱之後才得以痊癒的。反映了在醫學中巫醫佔據了主導地位，當疫病出現時，自然主要是用巫術的祭祀方法來進行治療。

除了祭祀以祈求保佑、抵禦疾疫外，夏、商、西周時期已知道用藥物對付疫病，但在用藥前，也要問問上蒼是否可行。殷人用大棗治疫病，甲骨卜辭中說：「甲戌卜，貞：有瘧，秉棗？」患瘧疾以後，卜問用棗子進行治療是否合適。現代中醫認為棗子味甘平，可治心腹邪氣，安中養脾。中國歷代醫學界都認為可用棗治瘧，如明代的權威醫學著作《本草綱目》認為可用一顆「咒棗」治瘧，病人

一吃，病馬上痊癒。

除占卜外，商周時期也流傳祝禁之類的巫術。如當時流行的**饕餮**等紋飾，就有可能是禁術的一種。禁術是從圖騰禁忌發展而來的，被裝飾在青銅祭器上，是巫師天地溝通儀式上必須配備的器物。這種野獸張着大口，像要吃什麼的樣子，有人推測是把死者的彼岸同生者的此岸分隔開的最初象徵。這種紋飾也有可能是為了禁怖鬼神的，特別是引起傳染病的疫鬼，**饕餮**張大的嘴巴其實是想吞食一切魑魅魍魎。

君王求助巫術

憑藉巫術治療疫病的方式在春秋戰國的前期仍然盛行。人們頭腦中鬼神觀念還是相當強烈，凡有疫病發生，總認為是鬼神在作祟，於是延請巫醫祈禱驅疫。當時醫、巫還未分離，醫沒有完全從卜祝、巫等神職人員中分離出來，形成獨立專業，診斷、治療疫疾依然主要是通過卜辭、巫等採用巫術加醫術的方法進行的，一旦疫病流行，無助之下的人們首先想到的還是巫術，就連君王也不例外。

公元前 581 年，晉景公夢見自己看到了疫鬼，披髮及地，捶胸

蹦跳，打壞大門及寢門後闖進房間。晉景公醒後，他不是急著找醫生查出自己做惡夢的原因，而是先召桑田巫詢問。巫術其實與無知是相伴隨的，沒多久景公病情加重，才不得不請醫生治療。相似的情形在齊國也見到了。公元前 522 年，齊景公得了瘧疾，一年多病未見好轉，大怒之下，他怪罪於替他用巫術治病的祝、史。手下人覺得這幾個巫師功力的確有限，竟打算殺掉他們以事鬼神。

君王如此信巫術，遂將巫術推廣到全國各地。記載春秋戰國時期事情的《逸周書》說：「鄉立巫醫，具百藥，以備疾災。」在廣大的鄉村，巫除了祈禱驅逐瘟疫外，有時也兼用藥物來治療，但以巫術形式為主。

戰國以後，巫的作用部分減弱，醫、巫分業，當時有很多醫生極力地反對鬼神迷信。名醫秦越人每到一地，就大力勸告平民百姓不要相信巫術，提倡要採用醫學技術來對付疾病，所以鬼神迷信的影響開始減弱。在《周禮》的記述中，醫官形成了獨立系統，其職責已包括診斷和治療。卜、祝、巫的職責已和醫分開，屬春官類，其治病的職能大大降低，對人們的精神進行麻痺和對瘟疫造成的恐懼心理進行撫慰成了巫們的主要工作。如大卜用龜占卜的內容中，最後一項是「八曰瘳」，即問病是否能痊癒。大祝「掌六祈以同鬼神示」，其工作主要是禳除癘疫。男巫職責是「冬堂贈」，即在冬季驅逐疫疾，「春招弭，以除疾病」。醫、巫分業的趨勢，實際上是

卜、祝、巫等神職人員在防治疫病上的作用不斷下降的過程,醫學對巫術逐漸具有壓倒性態勢的可能。

大儺逐疫

巫術在秦漢並不是防治疫病的唯一方法,但在老百姓中仍然流行着巫術治疫,每年都要舉行一系列驅趕疫疾的活動。

秦漢時期出現了驅趕瘟疫的伏日之祭。《史記‧秦本紀》:「德公二年(前 676 年)初伏,以狗禦蠱。」初伏時,人們要進行祠社活動,還要「磔狗邑四門」。而這個蠱是什麼?有人認為「蠱者,熱毒惡氣為傷害人,故磔狗以禦之」。如此來看,蠱也是一種傳染病。有人說:「磔,禳也。狗,陽畜也。以狗張磔於郭四門,禳卻熱毒氣也。」殺狗是為了驅趕毒氣,伏祭成了漢代的重要祭祀活動之一。

《漢書》載有楊惲的《報會宗書》,說農民勞作很辛苦,「歲時伏臘,烹羊炰羔,斗酒自勞」,「酒後耳熱,仰天拊缶,而呼嗚嗚」。這天大家都「拂衣而喜,奮袖低卬,頓足起舞」。民間普遍存在着這樣的驅疫活動,巫以舞降神,與其他的一些祭器、享牲等配合在一起,想達到驅除致病鬼神的結果,但巫引導大家又唱又

跳，歡天喜地，實際上在遠離逐疫的本意。

大儺逐疫的形式盛行於漢代。《禮記‧月令》云：「命有司大儺，旁磔，出土牛，以送寒氣。」大儺逐疫的活動秦朝以前其實已經出現。據蔡邕《獨斷》、應劭《風俗通義》等書記載，漢代人防病驅疫意識非常強烈，他們把那些使人致病的隱匿性病因當作病魔、害鬼，如相傳帝顓頊的三個兒子即瘧鬼、魍魎、小鬼。人們常常在每年的十二月歲末時（先臘之夜）逐趕他們，「閉戶以禦兇也」。

《太平御覽》卷 531 引西漢末年出現的《禮緯》談到顓頊有三個兒子，出生後不久就全逃走了，成為疫鬼。一個居住在長江邊上，成為瘧鬼；一個居住在若水畔，成為魍魎鬼；一個居住在宮室內的一個角落裏，經常嚇人，是個小兒鬼。於是君王們常在正歲十二月，讓禮官方相氏蒙熊皮，黃金四目，玄衣朱裳，執戈揚盾，帶着數百位奴隸及童子，「而時儺以索室，而驅疫鬼。以桃弧葦矢土，鼓且射之，以赤丸五穀播灑之，以除疾殃」。大儺風俗是一種思想上的依賴和信仰，想依靠眾人的力量，協力把鬼疫驅走。

大儺風俗十分壯觀，《後漢書》說當時皇宮裏舉行大儺時一般要選拔 120 名中黃門子弟作為侲子，在宮庭中禁驅趕疫疾。禮官方相氏蒙熊皮，執戈揚盾，威風凜凜。有人扮成十二獸專吃疫鬼。儀式開始，黃門令先上奏說「請逐疫」，於是眾侲子齊聲恐嚇疫鬼道：「甲作食殃，胇胃食虎，雄伯食魅，騰簡食不祥，攬諸食咎，伯

奇食夢，強梁、祖明共食磔死寄生，委隨食觀，錯斷食巨，窮奇、騰根共食蠱。凡使十二神追惡兇，赫女軀，拉女幹，節解女肉，抽女肺腸。女不急去，後者為糧。」方相氏率領眾人在宮內歡呼轉圈三次，就手持火炬將疫病送出端門。守在外面的騎兵將火炬接過後，快馬扔到洛水中，於是儀式正式完成。

民間也有驅疫大儺儀式。《荊楚歲時記》說儀式中一大群人敲擊細腰鼓，頭戴假面具，作金剛力士狀，蜂擁而前，手舞足蹈，驅趕疾疫。在這種場面下，瘟神只有抱頭逃竄的份，逐疫的人們勝利了。張衡在《東京賦》中說，人們通過大儺把山澤之神、惡鬼、委蛇、旱鬼、木石之怪、赤疫鬼等一一殲滅乾淨。

從山東嘉祥縣武氏祠出土的漢代石刻《逐儺圖》中，我們看到了當時打鬼逐儺的生動場面。尤其引人注目的是畫面上還可看到蟲豸兩條，逐儺者手中高舉撲蟲的工具，以及人們拿着罐、碗等物揮灑的情景，這使我們聯想到古代在舉行逐疫儀式時，同時還採取除害滅病措施。根據《後漢書》記載，逐疫時還播灑「赤丸、五穀」，藉以起到驅蟲防疫的作用。據張仲景《金匱要略》記載，赤丸、黃丸是由丹砂、雄黃這一類具有一定殺蟲效果的藥物配成的。

逐疫風俗從戰國時期出現，較多地表現在出喪驅祟上。但自秦漢以後，卻從出喪風俗中脫穎而出，形成了臘月驅鬼逐疫的特色。每當疫病流行時，人們往往把疫病的原因歸之於鬼神的作祟。為了

消災免禳，有的人俯首帖耳拜倒在神靈腳下，為了祈求上帝、祖先的降福或鬼神的寬赦，他們戰戰兢兢地貢上大批牛、羊等祭品，想通過祈禱或祭祀的方式，乞求獲得生存。究其實，無知和恐懼相結合，疫病的肆虐更是暢通無阻。也有一些人採取了罵鬼、驅鬼的方式，玩起了藐視鬼神的遊戲。大儺儀式的主體應該說就如上面所述的那樣，類似一種遊戲，因而這種風俗的流行，表明了人類有戰勝疫病的堅強信心，表明了人類熱愛生活的美好願望，有利於人民身體健康，鼓勵與疾病作鬥爭，提倡清潔衛生運動。至魏晉以後，驅儺風俗漸漸向着娛樂方向轉化，娛樂成分越來越多。

醫藥中的巫術成分

很多人認為中國古代醫、巫是一體的，後來才漸漸分開，醫藥從巫術中分離了出來，這是人類認識逐步深入、掌握醫藥知識越來越多的結果。就像巫術常常用藥物替人治病一樣，醫者製藥用藥時常常運用巫術的方法去說明許多無法解釋的問題，藉助於神靈來抬高藥效醫技。

《左傳》記載了這樣一件事。一天晉侯得了重病，向秦國求援。秦國派出著名的醫師醫緩前去治病。醫緩在路上時，晉侯做了

一個夢，他夢見了兩個附在他身體上的鬼，二鬼知道醫緩馬上要到了，一用藥自己就要死掉，遂商量如何逃脫。其中一個鬼說，只要我們居於膏之上、肓之下，他就沒法對付我們了。另一個鬼問，為何居於膏之上和肓之下醫緩就不能奈何我們？前面那個鬼說，因為我們居於膏之上和肓之下，醫緩就沒有辦法用藥，也不能用針灸。二鬼很開心，各居於商量好的地方。醫緩到晉國後，診斷了晉侯病情，認為已病入膏肓，無藥可救，他無能為力。醫緩回國不久，晉侯就病重身亡。從這則故事中，我們可以看到，醫藥確有一些病是無法醫治的，但要解釋這種情況，只能藉助於神靈鬼怪了，於是良醫和巫術並存在這件事情中。

藥物的採集本是十分常見的事情，但也被蒙上了巫術的色彩。《金匱要略》中說到治金瘡的王不留行散，說是一定要農曆八月八日才能採集，如果其他日子採藥效就不行。一些陰陽屬性明顯的藥物，採集的時間規定得更加莫名其妙的嚴格。如茱萸要九月九日重陽時採，艾一定要五月五日端午時摘。荊楚間人，每年五月五日採艾，做成人的形狀，懸掛於門戶之上，禳除毒氣。也有的在這一天將艾做成老虎形狀，有的僅如黑豆般大小。有的人剪紙成小老虎，上面粘上艾葉戴在頭上，認為這樣可以衛生逐疫。至於為什麼非要在這一天，固然有民俗學上的含義，但更主要的恐怕還是巫術的影響所致。

一些醫家提出採集藥物時要講究儀式。如製造朱砂時，先要在靜室內焚香齋沐，然後取出朱砂，再用香水沐浴。在這些巫術之下製造的朱砂，人們認為質量最高。合成治療疹痘的藥物時，有七七齋，即要在房間內待上四十九天。究其實，這種疫病很難治癒，使一些人在藥物治療不怎麼有效的情況下想靠巫術來幫忙，求得神靈的眷顧。

　　唐宋以後，象數之學大行，醫學上的巫術長行不衰。東漢後期誕生的《蛤蟆針經》談到的「人神避忌」的方法就明顯帶有巫術內容。隋唐時的《黃帝蛤蟆經》，是一部十分流行的關於經絡針灸的醫書。它的第一卷就是蛤兔圖，其後就是各種針灸的避忌法。如書中說新月的第一天，月中蛤蟆剛露出頭和嘴時，人氣行於足少陰的足心處，這天就不能針灸。烏立於日中時不可針灸，如果動針就會使人很容易癲狂。每天對應於玉兔和蛤蟆生出或隱去的人體相應部位的穴位，是嚴禁用針的，否則一定會造成人體的傷害。像這樣的人體和蛤蟆、玉兔相對應的理論，就是巫術在醫學上的表現。

　　此外，當時還有飛騰八法、靈龜八法等，宋朝以後還有子午流注等針法，都是用巫術推演醫學的理論，使人看了之後，將信將疑。

嘗便與割股

巫術不但滲透在醫術中，而且還與民間的孝道交織在一起，使得中國出現了很多令人咂舌的治療方式。

一種是子女的嘗便。疫病流行，這種愚昧的方法不知害死了多少孝子孝女。

南朝庾黔婁為孱陵令，剛任官沒多少天，其父庾易在家裏得了重病，黔婁聽說後，心驚肉跳，全身流汗，當天就棄官逃回家。醫生說：「你父親這病到底怎樣，還很難說，但只需要嘗一嘗他的糞便是甜還是苦就知道了。」其父庾易當時得的是急性菌痢，腹瀉不止，黔婁就天天拿他的糞便嘗是什麼味道。當他感到味道變甜且滑溜溜時，十分憂愁。到了晚上，他就向老天祈禱，請求以自己代替父親得病。後來，他聽到天空中有聲音說：「你的父親壽命已盡，不可能再延長了，你的祈禱是真情流露，上天已經知道了，你的仕途政事會很順利的。」不久其父親就死了。菌痢流傳嚴重者會不治身亡，但為了盡孝，庾黔婁只能聽從醫生的吩咐去品嘗糞便。今天來看，通過嘗便來了解病情是十分不科學的，菌痢是一種易感疾病，糞便中含有大量細菌，如果用口嘗的方法去檢驗，只會將疾病傳染給健康人，擴大感染範圍。醫生無法將病人救活，只能搬出天空中的一個神靈來胡謅一番。

嚐便習俗因為是一種忠孝之舉，備受人們的稱讚，被載入史冊，千秋傳頌。庾黔婁嚐便，恐怕是史書記錄稱頌的第一人。這種習俗到隋唐時期仍然受到人們的津津樂道，許多人效法仿照。有個名叫田翼的人，以對母親孝順而著名。田翼的母親臥床一年有餘，田翼每天服侍，換洗床單衣褲，無任何一句怨言。母親吃好飯後，他才開始吃飯；母親吃不下飯，他也沒有心思下嚥。隋文帝開皇年間，田翼母親得了細菌性痢疾，腹瀉不止，田翼擔心母親是中了毒藥，所以親自嚐便觀察母親的病情。作為封建倫理的楷模，田翼為了母親而嚐便，其實他並不懂母親得了傳染性疫病，糞便的傳染性特別強，他的嚐便做法實際上是在擴大傳染源，對人對己都是十分危險的。

田翼嚐便之後有什麼後果？歌頌忠孝之道的史書在記載上十分講究技巧：「母終，翼一慟而絕。」但剝開史書披在他身上的一層偽裝後，我們很容易看清事情的真實面貌。其母親死於痢疾，嚐便的田翼緊跟着死去，很有可能並不是悲痛所致，而是感染疫病後的結果。田翼之妻「也不勝哀而死」，我們同樣也懷疑是細菌性痢疾後的結果。醫學技術的不發達，救不了其母親，這是時代的局限，但田翼和其妻的死本是可以避免的，然而為了做一個孝順父母的模範，無知的做法使他們白白地獻出了生命。嚐便習俗是萬萬提倡不得的！

由於中國古代大倡孝道，史書上對孝子之舉總是記載不絕。元代還有個高唐人孫希賢，母親得了痢疾，腹瀉不止。希賢披閱方書，見到裏面有句話說：「血溫身熱者死，血冷身涼者生。」希賢就親口嚐其母大便裏的血，發現其母拉下的血很熱，遂號啕大哭起來，向上天祈禱，希望自己代母親去死。故事的結尾當然是他的母親在兒子的孝道感動上天後奇跡般地轉好了，孝事父母的人有了一個圓滿的好結局。

巫術、醫術與孝道相結合的另一種主要方式是孝子割股割肉給疫中的父母吃。這是一種十分殘忍的療法，在唐朝已經出現。唐陳藏器的《本草拾遺》中就有用人肉治病的記載，自此以後，「民間以父母疾，多割股肉而進」。令人難以相信，割股的始作俑者竟是醫家。唐朝有個叫王友貞的，母病，醫生說只要吃人肉就會變好，「友貞剔股以進，母病癒，詔旌表其門」。醫家的鼓動，得到了不明真相的皇帝的旌表，這種巫術變體就一發不可收拾。

元代紹興山陰有個叫陸思孝的樵夫，平時十分講究孝道，其母年老得了痢疾，思孝為其請醫治療，很長時間也沒有把病治好。聽說孝子如果把自己大腿上的肉割下來燒熟了給雙親吃，就能治好他們的病，思孝想想也只有這個辦法了。一天他睡覺時夢見有神人授給他一個藥方，思孝醒後覺得十分不可思議，第二天照方抓藥，其母親服用後竟然好了。史書講述這個故事，無非是想說親人得了疫

病，人們不應該冷落、拋棄他們，而割股是講究孝道的至極境界，所以連上蒼也被感動了。

醫術和巫術觀念相結合，治病時要求子女講究孝道，這種風氣形成後，使防治疫病增加了困難。巫術思維指導下的孝子孝女們，很容易感染疫病。

清朝宜興人賈錫成，其父賈映乾得疫病去世。平時就以孝聞名的賈錫成悲痛不已，天天守在父親的棺木前，神情癡癡呆呆的。一會兒他伏在棺木上喃喃不休，像與父親在對話，一會兒躺在棺木旁的地上睡着了，夢中發出歡笑。一覺醒來後，又大哭一場。僅過幾天，他也得病了，很明顯是感染了父親的疫病菌。其父死後的第五天，賈錫成也死了，其疾病的症狀與其父一模一樣。

永平人武烈妻趙氏，平時孝事婆婆，受到大家稱讚。一天，武烈得了疫病，病情十分嚴重，有人說如果用口在病人胸口吸吮，病人如有汗出來，病就會好的，但吸吮的人就會得病。趙氏說：「果真是這樣的話，我就是死了亦值得。」於是她就用口在武烈胸口用力吸吮起來。這畢竟是民間傳說，並不是有效的治療方法，最後武烈還是不治身亡，而趙氏也感染了疫病，病情十分危急，幸虧醫生的搶救才使她沒有白白送掉一命。

巫術的延續，一定程度是缺乏科學知識所致，人們對疫病的傳染性沒有足夠的認識，同時由於古代倫理道德的影響和提倡，對

疫病患者缺乏相應的隔離措施，而孝子、烈女們在封建倫理道德支配下，增加了與病源的接觸機會，他們的舉動十分危險。他們這樣做，一方面自己往往會送掉生命，另一方面又大大增加了疫病的傳播面，自己也成為新的傳染源。

防治疫病中的巫術活動，使得無知的人們以為有了上蒼的幫助，可以救民於水火之中，反而放鬆了對疫病的警惕，很多人並不知道要通過有效的隔離措施來防止疫病的傳播。乾隆時人熊品立曾尖銳地指出：「一人患病，旁議紛紜，或說鬼稱神，求符延咒，延巫數輩，擺設鋪張 …… 每見連夜禳求，勞神傷食後而次日家人鄰戚輒致病起，此難保其病人之病必不致漸相傳染者又其一也。」原始時期巫術中帶有醫術，對防治疫病起了一些積極的作用，而到了後代，巫術帶來的無知，卻造成了更多的危害。

神化的救疫活動

巫術活動滲透進醫療疫病的過程中，往往將一些救疫活動弄得神乎其神。

明代有個山西人叫任榮雲，世代為良醫，靠了祖上的蔭德救活了很多人。弘治年間，他年六十無疫而終。由於是個好醫生，人們

都很想念他，於是各種傳說也產生了，鄉人陳守一年後說曾在河南的陳州見到過他，顯然人們把任榮雲神化了。

任榮雲的曾孫任服遠繼承家業，從小時起就潛心學醫，治病救人。正德四年（1509年），瘟疫大流行。由於這次疫病傳染性很強，許多人一接觸病人就莫名其妙地死去。因此誰生了病，其親友都不敢前去探望。任服遠沒有找到有效的治療辦法，心裏很是焦急，心想堂堂的名醫世家子弟，對疫病竟束手無策，實在是有愧祖宗，對不起鄉鄰。一天夜裏，他夢見了曾祖父，曾祖父告訴他：「為何不用松黃岡普濟消毒方劑，讓病人服用？」醒來後，他馬上翻檢醫書，查找到了這個醫方，遂依方用藥，果然這個藥方對疫病很有針對性，病人一吃就好。在這次疫病流行中，任服遠前後共救活了數千人。這裏，藉託了祖宗的神靈，任服遠成了一個神醫。

明朝還有個叫尹蓬頭的，傳說他乘了鐵鶴仙去，是一個異人。有一天，一個貴人的女兒得了病，形容削瘦，給她看病的醫生一個個束手無策，無藥可以治癒。病女的母親十分鍾愛自己的女兒，不甘心女兒的病從此就這個樣子，打聽到尹蓬頭是個仙人，就請他去診視。尹蓬頭看後說：「你女兒有瘵蟲（似是肺吸蟲病），是可以醫治的。」其母問：「請問仙人應該用什麼藥？」尹蓬頭說：「藥力是沒有辦法治的，只要她與我睡一夜病就會好。」病女的母親相信尹蓬頭是個仙人，決無戲言，就將他的話講給了病女的父親聽。其父

大怒曰：「這簡直是胡說八道，哪裏有公侯貴族家的女兒與一個瘋瘋癲癲的道士同宿的道理？」但當父親見到女兒病得越發嚴重，已是沒法救活的樣子，而其母又在邊上哭哭啼啼求他，只能同意這樣做了。

尹蓬頭令人用紙糊成一間小房子，不許留一個孔，裏面就放一張床，也不用障幕。他讓病女脫光衣服，自己用手摩擦腳跟，當手心火熱時，用手抵住女孩的陰部，遂和病女一個頭朝東，一個頭朝西睡下了。臨睡前，他對病女說：「如果喉嚨中有蟲出來，馬上叫我。」病女睡不着，整夜不敢合眼，而尹蓬頭身體一躺直就鼻息如雷，睡得像死豬似的。天將亮時，病女大叫蟲已從口中飛了出來，尹蓬頭馬上四處找蟲，但就是沒有發現，斷言說：「蟲可能從什麼地方鑽了出去。不能除根，它還會害一個人的。」原來病女的奶媽不放心這個瘋道士和一個女孩子睡在一間小房子裏，偷偷地開了一個小孔在觀察這個道士的舉動，而這條蟲從病女口中出來後就直接飛入了奶媽的腹中。

天亮後，女孩的父母看到自己的女兒氣色開始好轉，心裏十分高興，而仙人尹蓬頭大笑離去。數月後，女孩訂婚，找到了一戶好人家，而奶媽竟然不治死去。

這是一則神話色彩濃重的醫案，治療上醫家們或許已有許多特殊的方法，但或為了防止技術外傳，或為了抬高自己，故意遮遮掩

掩，裝神弄鬼，巫術、醫術並用，當時的人們無論如何是分不清真假的。

巫師的傑作：關羽製造了瘟疫？

在中國歷史上，關羽是位知名度極高的人物，他勇猛無敵。官渡之戰前，他被曹操俘虜，受到厚待。為報答曹操，在白馬一戰中，他充當曹操的先鋒，殺了袁紹的大將顏良，被曹操上表封為壽亭侯。然關羽殺顏良的事情到了清代與疫病聯繫上了。

傳說呂城是吳國呂蒙所築。在呂城河的兩岸，有兩座當地的神廟。其一是祭祀唐朝汾陽王郭子儀的，另一是祭祀袁紹部將顏良的。為什麼要紀念這二人，當地人已講不清楚什麼原因了。但據當地百姓反映，在這兩所廟內祈禱，是比較有靈驗的。當地有個不成文的規定，方圓 15 里內，不允許設置一座關帝廟。如果設立了，就會有災禍出現。

一位縣令新上任，他不相信這種言論，恰好當地舉行祭祀顏良的集會，縣令便親自前去觀看。看後，他又令戲子們在當地上演《三國志》中的雜劇。戲開演不久，忽然狂風大作，將搭戲台的蘆席棚頂捲上天空，又突然從空中摔下來，正好落到戲台上，演員被

壓死、壓傷好幾個。之後，方圓 15 里內，瘟疫大流行，人畜死亡不計其數。這位縣令也染上了疫病，差一點兒將自己的命送掉。

這件帶有神話性質的事情就連清代人也將信將疑，紀昀就說：顏良被殺已經很久，有一千多年的時間了，從來沒有出現過怪異神靈，為何至今日突然變成了一個神？為何今天突然想要報復？想想天理，恐怕不會這樣的。這大概是廟祝巫師們故意把事情講得神神秘秘，是他們製造出了這些山妖水怪。

用今天的眼光來看，這個地方肯定流行過一場大瘟疫。瘟疫過後，巫師們就想尋找點理由，認為這是顏良發怒顯靈的表現，於是把關羽也牽扯了進去。歷史上，關羽總是以正面形象出現，意想不到的是在這裏他成了製造瘟疫的罪魁禍首。

第 二 章
戰爭、動亂和瘟疫

兩漢三國時期的疫病較前代明顯增多。隨着人口密度的增高和活動地域的擴大，疫病的流傳速度比以前更快，感染人數更多，傳播範圍更廣。兩晉南北朝社會動盪不穩，民族內遷而引發的爭城奪地、互相殺掠，導致人民生活條件惡化，疫病流行頻繁。社會的黑暗和動盪，政權像走馬燈似的易手，大家都無暇顧及防治疫病，缺乏有效的應對措施。動亂中的瘟疫，給人民帶來了無窮的災難。

戰爭、動亂和瘟疫

　　兩漢三國的疫病大多發生在南方。地理環境是疫病流行比較重要的因素。南方地區濕潤而溫暖，使傳染病病原菌、中間宿主、媒介生物有着較好的生長環境。尤其是嶺南地區及西南山區，「地廣人稀，飯稻羹魚」，經濟上的開發起步較晚，很多地區處於原始、自然的狀態，天氣炎熱、潮濕，因而疫病的流傳是一個比較顯著的問題。一般而言，北方人如果到南方去，往往擺脫不了疫病的困擾，諸如瘧疾、痢疾、霍亂以及其他的一些腸道傳染病在南方都是高發病。

　　漢朝中原地區的有識之士開始正視這一現象。漢武帝發兵攻打閩越，淮安王在上書中就提出北方士兵是無法適應南方惡劣的自然條件的，「歐泄霍亂之病相隨屬也，曾未施兵接刃，死傷者必眾矣」。

　　兩漢三國的主要疫病大多與對南方的軍事行動有關，戰爭對疫病的流行往往有推波助瀾的作用，秦漢時期的疫病傳播有很多與行軍作戰有關。行軍作戰的部隊往往人口相對集中地居住在一起，但衛生條件極差，加上作戰時官兵們的精神非常緊張，缺吃少穿，為疫病的流行創造了有利條件。

兩晉時期，疫病流行更為頻繁，在中國歷史上這是比較特殊的。疫情嚴重空前，主要與當時社會秩序比較混亂有關。如西晉初年，統一全國後，疫病就比較少，但自八王之亂以後，統治渙散，疫病增多。東晉末年，疫病出現的次數明顯比東晉初年要高，政治局勢對疫病的流行影響非常大。

　　疫病頻發的一個比較重要原因是少數民族的內遷。十六國時期，各少數民族在向內地遷徙的過程中不斷與漢人政權爭搶地盤、人口、財富。少數民族上層分子統治下的北方中國，除前秦一度統一外，長期處於分裂割據狀態。他們發動了一場又一場爭權奪利的戰爭，使疫病一次又一次出現，人民生活條件惡化，困苦不堪。

　　南北朝的幾次疫病流行，和北朝、南朝之間的戰爭有關。北方人不適應南方氣候，各種傳染病特別容易侵入他們的身體。北魏明元帝曾想遷都鄴城，但考慮到從遊牧民族向農業民族剛轉化不久，遷都到中原地區，會不適應那裏的氣候，弄不好感染上疫病，最後只好打消了這個念頭。北魏太武帝拓跋燾曾想發兵三萬攻打南朝。崔浩不同意發兵，認為北方人不適應南方氣候，會身體不適。南朝人只要堅守城池，北朝攻了一段時間後，肯定會感染疫病，因而不能輕易地發兵進擊。

遠征南越的部隊大疫

　　南海龍川令趙佗是秦朝的地方官。秦朝末年，秦二世統治不穩，趙佗按南海令任囂的計劃率兵攻克了桂林、象郡，之後便自稱南越武王，割據一隅。漢高祖劉邦登基後，分封諸侯，立趙佗為南越王。南越王北面和長沙王相鄰，最初相安無事。呂后掌權，南越王隨着實力的增強，開始發兵侵擾長沙王的地盤，一度佔領了幾個縣城，洗劫一空後撤退。這件事令呂后十分惱火，公元前 181 年 7 月，呂后決定派大軍進攻南越王。這次西漢軍隊征伐的主將是將軍隆慮侯周灶。

　　西漢大軍主要由北方士兵組成，在向南方進發時，十分不習慣南方的潮濕氣候，還沒有翻過陽山嶺，部隊裏就出現了大疫情。這次疫病的流傳來勢兇、傳播快，使得部隊減員嚴重，人人心理恐懼，怨言蜂起，大大影響了行軍的速度。

　　漢軍走走停停，疫病不斷。正式交戰後，雖然略有小勝，但天暑多雨，部隊成天生活在水面上，還沒有激戰，因疫病而死的士兵已有一大半。結果造成了「親老涕泣，孤子遰號，破家散業，迎屍千里之外，裹骸骨而歸，悲哀之氣數年不息」。無數士兵家破人亡，對社會安定造成了極大的影響。

　　北兵南征一年有餘，傳來呂后去世的消息，朝廷也發生了反呂

后的政變。文帝上台，迅即退兵，一場來勢洶洶的征伐在疫病的打擊下悄然無聲地結束了。

漢王朝在這次戰鬥中沒有取得任何實質性的勝利，卻留下了重大的後遺症，使得趙佗從此以後日益驕橫，「以兵威邊，財物賂遺閩越、西甌」，形成了一個東西萬餘里的南越國。

建都在長安的西漢中央政府派出大軍征伐嶺南，結果得了嚴重疫病的事實，對以後各帝都有一定影響，教訓十分深刻。武帝建元三年（前 138 年），閩越國發兵圍攻東甌，三年後，閩越又一次發兵攻打南越。消息傳到朝廷，年少氣盛的漢武帝大怒，決定派遣大行王恢、大司農韓安國率兵前去鎮壓。

淮南王劉安這時上書極諫，認為發兵遠征，必敗無疑。除了北方士兵不熟悉南方惡劣的深林叢竹的地勢外，南方林中多蝮蛇猛獸，大熱天「歐泄霍亂之病」緊跟而來，還沒有拿出刀槍開打，就已經有很多人死傷了。「南方暑濕，近夏癉熱，恭露水居，蝮蛇蠹生，疾厲多作，兵未血刃，而病死者什二三。」劉安認為當年的疫病在民間造成的影響極大，「長老至今以為記」，年長者都記憶猶在。即使漢朝發大軍將閩越攻克，將所有的人都俘虜，但在疫病面前漢朝實在是得不償失的。

疫疾助推王莽失敗

西漢哀帝崩，年僅九歲的平帝即位，皇太后臨朝稱制，而實際政權操縱在王莽手裏，西漢皇帝變成了傀儡。在王莽掌權時期，由於政局和經濟的混亂，疫病的傳播十分頻繁。某年夏天，北方地區出現大面積的乾旱，在今山東地區又出現了蝗災，青州郡受災尤其嚴重，老百姓被迫遷移出世世代代的居住處，流落他鄉。在流民中，疾疫流行，死亡現象十分普遍，很多人連葬親人的錢也沒有。平帝不得不下詔賜死者家喪葬費，如果一家之中有六具屍體以上的給葬錢五千，四屍以上給三千，二屍以上給兩千。從這樣的喪葬費分發方法中，我們可以了解當時因瘟疫而全家死絕的不會僅僅是個別現象。社會混亂，疾疫也多，人民的生活困苦不堪。

巴蜀西南的少數民族聚居地區，在漢代稱為西南夷。由於其地理環境比較惡劣，氣候潮濕，疫病很容易流傳。早在漢武帝時，曾設犍為郡，立十餘縣，發巴蜀卒治道。幾年以後，由於西南夷數次反漢，因而巴蜀與西南夷的道路被截斷，士疲餓餒，遭受令人無法忍受的暑濕，很多士兵有去無回，漢朝派出去的郡縣官吏和士兵遭受疫病，死去一大半。

王莽新朝時期，益州附近的蠻夷鈎町等聚眾反漢，殺益州大尹程隆，王莽遂貶鈎町王禹為侯。天鳳三年（16 年），王莽派遣平蠻

將軍馮茂征發巴、蜀、犍為三郡士兵前去鎮壓。部隊的軍需物資由於路途較遠，無法從中原地區直接運過去，只能就地徵取。馮茂帶了這支數萬人的部隊在西南崇山峻嶺中轉戰三年，不但沒有鎮壓住當地的蠻夷暴動，反而由於士兵們長年露宿在外，疫疾廣泛傳染，死掉的士兵和軍官達到十分之六七，西南地區一片混亂動盪。王莽不得不命令馮茂回到長安，不久將其投進監獄處死。

王莽於心不甘，又派遣寧始將軍廉丹與庸部牧史熊大發天水、隴西騎兵以及廣漢、巴、蜀、犍為等郡百姓十萬進山與蠻夷作戰，後方供需人員達到 20 萬人。起初，由於新朝軍隊人數眾多，打了幾次勝仗，鉤町被殺數千人。不久，部隊進入深山之中，後方的糧運跟不上，士兵在飢餓中奔命，疫疾開始流傳。由於西南地區特殊的潮濕氣候，部隊中缺醫少藥，對疫病沒有辦法加以控制，所以部隊減員情況嚴重，不到三年，數萬士兵死於疫病之中。

班固編《漢書》時，對王莽在西南夷的征戰頗有微詞。他說新朝大軍經戰鬥死亡和飢疫損失的人員實在太多，到王莽統治的後期，「天下戶口減半矣」。假說王莽不發動這場戰爭，這數萬人就不可能因此而得疫病死亡，仍是新朝的生力軍，王莽的統治說不定因此還能維持幾年。

伏波將軍兩遇瘟疫

伏波將軍馬援，是東漢初年名將，為漢光武帝平定天下、鞏固統治出生入死，作出了很大的貢獻。但馬援最後在南方的征戰途中死於疫病。

建武十八年（42年）春，交趾女子徵側及其妹徵貳率領農民起來造反，先後攻佔了嶺南60餘座城市。光武帝看到南方統治不穩，遂遣伏波將軍馬援率大軍20萬南征。由於當時漢軍有大小戰船2000餘艘，所以馬援命部隊緣海而行，開山路千餘里，最後鎮壓了徵側起義。

按說從西漢以來，北方的軍隊到南方征戰，是很不適應潮濕惡劣氣候的，弄不好就會染上疫病，但這一次馬援的部隊卻絲毫無損，這是什麼原因？

其實，這次征戰前，馬援在思想上早已作好了染上疫病的準備。前雲陽令、馬援的同鄉人朱勃在後來上書給光武帝時說：「出征交趾，土多瘴氣，援與妻子生決，無悔容之心，遂斬滅徵側，克平一州。」看來馬援已和妻子作好了不能活着再見面的打算。馬援在作戰勝利後的慶功宴上，也談到南方的疫病，他說：「我在浪泊、西里地區作戰，追尋敵軍時，地上是潮濕不堪，空中全是霧茫茫，人分不清東西，還被毒氣熏蒸。朝天仰視飛過的群鳶，都中毒後墜入水中。」

然而，漢軍沒有染上疫病，戰鬥力亦未減弱，究其原因，馬援講是漢軍在交趾「常餌薏苡實，用能輕身省慾，以勝瘴氣」。薏苡是一種什麼東西？這是一種一年生或多年生的草本植物，其果子後代稱為「藥玉米」。吃了這種東西，漢軍竟然可以戰勝瘴氣，仗也打勝了。

　　戰場上偶然發現的一種東西無意中救了很多人的性命，於是馬援在撤軍回到洛陽時，把救命的薏苡果子滿滿地載了一車回來，想栽種到北方去。一些人對馬援打了勝仗很妒忌，這時看到馬援有一車東西運回來，遂以小人之心猜測馬援，認為應該是馬援在交趾奪回來的財寶。馬援死後，有人就上書皇帝說馬援回家時帶了一車子的「明珠文犀」，說得有模有樣。

　　不過薏苡的作用畢竟是有限的，對有些疫病有療效，而對有些疫病並沒有預防作用。建武二十年（44年）秋天，馬援率部隊回京師時，在歸途中爆發了疫病，死亡人數較多，史書記載是十之四五。

　　建武二十四年（48年），長沙武陵五溪蠻「據其險隘，大寇郡縣」，光武帝派武威將軍劉威前去征討，由於不熟悉地勢，萬人大軍全部戰沒。消息傳到洛陽，朝中震動，時年已62歲的馬援主動請纓，於是與中郎將馬武等率領了從十二郡招募來的士兵及減刑的犯人約4萬餘人前去征伐。

第二年春季，部隊開進蠻夷地區，初戰略有小勝。為趕近路爭搶時間，馬援決定率兵走一條路陡水險的小路。到壺頭山時，蠻夷據高守關，隊伍行進停止。河水激險，即使乘了船也不能逆水攻上去。儘管這時是三月的天氣，但南方的叢林已悶熱難受。數天後，駐紮在一起的大軍爆發了疫病，並且馬上傳播開來。由於部隊是人群高度聚居的地方，所以連主帥馬援也不能例外，感染了疫病。

　　馬援得病後，渾身乏力，實際上已難以控制全局。他令人在山邊開挖了一個山洞，住到裏面以躲避炎熱天氣。由於山上的蠻夷佔據有利地勢，時不時地擊鼓進攻一番，使馬援不得不經常要到前線去察看敵情，但兩腳已邁不開步，等於是拖着在走，人搖搖晃晃的。周圍的士兵見到主帥如此堅強，一個個都感動得哭出眼淚。

　　中郎將耿舒，本對馬援走這條路線持不同意見。他認為馬援到一個地方就停下來幾天，這是失利的主要原因。因為部隊一停下來，環境惡劣，就會流傳疫病，現今果然是如此。他把消息傳到京城，光武帝立即派虎賁中郎將梁松乘驛傳快速趕到前線，代替馬援指揮。梁松趕到時，馬援的病情已很重了，隨軍的醫生束手無策，不久馬援去世。東漢政府遂停止征伐，採取招降政策，五溪蠻夷騷亂也趨平靜。

　　一支很有戰鬥力的部隊，在疫病的衝擊下，最後只能灰頭土臉地班師撤軍。

赤壁大戰中的疫病

赤壁之戰是人所皆知的中國古代一個著名的戰役。

建安十三年（208 年），曹操初步統一北方後，率兵 20 餘萬南下，孫權和劉備聯軍 5 萬，共同抵抗。曹兵進到赤壁，小戰失利，退駐江北，與孫劉聯軍隔江對峙。最後孫劉聯軍用火攻擊敗曹操水師，周瑜與劉備水陸並進，大破曹軍。曹操兵敗赤壁，造成了三分天下，三國鼎立的局面的出現。

那麼我們要問，曹操人多勢眾，卻為何兵敗於赤壁呢？在眾多的解釋中，我們認為有一種重要的觀點，即認為是曹軍發生了大疫，部隊戰鬥力大大下降，最後導致了失敗，不應該被忽略。

《三國志・魏志・武帝紀》對赤壁之戰中的疫疾作了詳盡描述：曹公至赤壁，與劉備初戰不利。這個時候部隊中出現了大疫，吏士死掉了很多人，於是決定撤軍退兵。劉備遂乘機佔有了荊州江南各郡。在《三國志》中還有一則記述，是曹操給孫權的書信，曹操說：「赤壁之役，恰好我軍碰到了疾病，為減少人員的傷亡，我自己下令燒船撤退，這樣橫使周瑜虛獲此名，好像是他打了大勝仗。」曹操說火是他下令自己人放的，放火燒船的原因在於恰巧部隊遭到了疾病的襲擊，人們傳說的吳蜀聯軍戰敗曹軍的講法曹操是不承認的。

《三國志》、《資治通鑒》等史料對曹軍中發生大疫還有很多記載。如有一條資料說：孫權派遣周瑜和程普等與劉備併力抗擊曹操，兩軍在赤壁遭遇。當時曹軍兵眾已有疾病流行，當戰爭一打，曹操中很多人無力舉刀，曹操遂決定馬上撤退。

　　另有一條資料說：建安十四年春三月，曹軍進至譙，開始製作輕舟，訓練水軍。之後曹操曾下令說：「近來，我們的軍隊多次作戰征伐，很容易碰上疫氣，許多吏士死亡不歸，家室怨曠，百姓流離，這難道是我感到很快樂嗎？這是沒有辦法的事情啊。」

　　將曹操的說法進行推理，赤壁之戰之所以失敗，不是吳蜀聯軍戰法得當，而完全在於疫病流行使曹軍不戰自敗。歷史資料上說這是一場大疫，應該不是平常的風寒感冒之類的小毛病，因為這場大疫的結果不光只有幾個病號，還有許多死者；曹軍中得病的不是個別人，而是大部分；不光士卒死了，還包括文武官員。

　　這場大疫涉及面十分廣泛，就連前來增援的部隊也被殃及。《三國志》記載說：建安十三年，孫權率軍圍困合肥。當時曹操的大軍都到前線去了，在征伐荊州時，整支部隊遭遇到了疾疫。曹操派遣張喜率領千餘騎兵，率領汝南兵去解合肥圍。這支增援部隊走到半路上，也有很多人染到了疾疫。這是一次傳染力較強的流行疫病。

　　曹軍兵敗赤壁的原因很多，但其中極為重要的一個因素是這場

大疫極大程度地削弱了軍隊的戰鬥力，這是一個無可爭議的事實。

在曹軍中發生的大疫究竟是什麼疾病？

限於當時的醫學水平，究竟是什麼病沒有具體文字留下來。但近年來有一些學者根據流行病學理論，對當時發生疾病的種類進行了推測。

有人說是急性血吸蟲病流行。這種觀點認為馬王堆西漢墓發現的女屍腸壁和肝臟組織中已有血吸蟲蟲卵，這可以說明血吸蟲病在中國的流行已有悠久的歷史了。西漢女屍這樣的貴族家屬都得了血吸蟲病，看來這病在長江流域是十分普遍的。地處長江中游的赤壁戰場是血吸蟲病流行很嚴重的地區，即使在近年來的調查中，當地居民感染率也極高，洞庭湖區域很多縣居民的感染率超過總人數的一半，個別縣達到 67.6%。

赤壁之戰時間與血吸蟲易感季節相符。赤壁之戰進行在冬天，但是轉移、訓練水軍卻是在秋天，恰是血吸蟲病的易感季節。血吸蟲感染後不是馬上就發生極嚴重的症狀，蟲體要在宿主體內經過一個月以上發育後才出現典型的急性期症狀。而曹軍在赤壁之戰時被血吸蟲感染時間、潛伏期與發病時間的關係及危害是相符的，即在秋天感染後陸續發病，至冬天在赤壁決戰時已是疲病交加，軟弱到不堪一擊的地步了。

對血吸蟲病的免疫力和適應性，曹軍明顯不如孫、劉兩軍。曹

軍新進入疫區，對血吸蟲特別易感，感染後易於發病，發病時症狀也分外嚴重，大多數是以高熱、腹瀉、肝腫大、疼痛為主要表現的急性血吸蟲病，此類患者在當時條件下很容易死亡。相反，那些在疫區內長期生活，並經常接觸疫水的孫、劉兩軍兵馬，雖然也經常感染血吸蟲病，但多數是患慢性血吸蟲病，急性期早已過去，特別嚴重者早已死亡，與急性患者相比，這些人在行軍、作戰能力上都是比較強的。這一點也與赤壁之戰中的兩軍戰鬥力實際相符。

也有人認為血吸蟲病打垮一支部隊的可能性很小，推測當時流行的是瘧疾。因為瘧疾是一種古老的疾病，傳播季節長，自 4 月開始，直至 10 月，共有七個月。傳播媒介是各種蚊子。瘧疾是長江流域的常見病，有時還會爆發流行。曹軍經豫南越過桐柏山脈，遍走武當山、荊山，進入江漢平原和湖沼地區，都是處在瘧疾傳播季節。曹操當時實行快速急行軍，所以官兵疲乏，抵抗力極差。進入湖北後很有可能感染瘧疾，經反覆傳播，在軍中造成流行，終致有的人病重，有的人死亡。瘧疾基本上是全國普遍性疾病，河南人、湖北人、四川人對瘧疾都易感染，軍中一遇，相互傳播，容易引起大規模流行，導致軍事上的失敗。

也有人認為曹軍得的是斑疹傷寒。張仲景在《傷寒雜病論序》中說：我的宗族人數很多，一向有二百多人。建安紀年以來，到現在還不滿十年，得病死亡的已經達到三分之二，其中得傷寒的人十

居其七。可見在赤壁之戰的前幾年，傷寒病在荊襄臨近的南陽等地流行，病死率很高。在《傷寒論》中，張仲景談及陽毒「斑斑如錦紋」，後人懷疑這可能是斑疹傷寒。如果確是這個病，再結合史料上提及的建安初期中原軍閥混戰時，有的軍隊蝨蟣很嚴重，那麼這個在人類歷史上流行很廣，被稱之為「戰爭熱」、「饑荒熱」的蝨媒傳染病，在東漢末年戰亂、饑荒頻繁的時代也有可能出現。

斑疹傷寒一般發病於寒冷地區或寒冷季節，冬春是高發期，過度疲勞、全身抵抗力下降時最容易得這個病。一旦發病，病人有高熱、寒顫、昏迷、皮膚上出現斑丘疹等症狀。雖然曹軍士兵發病的症狀書上沒有記載，但發病時間卻非常吻合。曹軍的赤壁之戰和張喜所部的疾疫，從時間上說正好在冬春時候，且多是北方人，因軍需之故，與北方聯繫密切，發生此病流行的條件和可能極大。

雖然以上各種說法都是後代的專家學者們的推測，今天仍然無法確定到底是哪一種疫病，但有一點是可以確定的，在赤壁之戰中曹軍發生的疾疫，是中國當時一種十分可怕、兇猛的傳染病的一次局部性流行，它直接導致了曹軍戰爭的失利。

建安二十二年大疫

建安二十二年（217 年），曹操派出大軍征伐吳國，率軍遠征的是司馬朗、夏侯惇、臧霸等將領。

當部隊開拔到居巢時，出現了意想不到的疫情，眾多官兵染病不起，部隊被迫駐紮下來。時為兗州刺史的司馬朗親自到傷員中巡視，並為他們端藥送水，不料自己也感染上了疫疾，很快就去世了。臨死前，他對手下將士說：「刺史我身蒙國家厚恩，督軍萬里，卻沒有取得點滴微功。現在我遭此疫癘，知道已不能救治，辜負了國家的厚恩。當我身沒之後，蓋在我身上的只要布衣幅巾，穿一身單衣單褲就可以了，大家不要違背我的意願。」知道自己所得傳染病無法治療，出師未捷身先死，但又十分的無奈。聽了他淒慘的話，眾官兵潸然淚下，這的確是十分悲壯可歎。

東漢末年，政治黑暗，兵戈擾攘，天下亂離，軍閥們割據一方，連年混戰，百姓棄業，都市田莊多成荒野，人民顛沛流離，飢寒困頓。各地連續爆發瘟疫，尤其是洛陽、南陽、會稽等地疫情最為嚴重。漢獻帝建安年間，一次又一次的瘟疫流傳，使得勞動人民的生活悲慘不堪。赤壁大戰後的次年，曹操率軍駐紮在合肥，回憶自己曾受疫病之累，他說道：「近年以來，我的部隊屢次出征，常常遇到疫氣，官兵們病死在外，無法再回到自己的家，因此家家戶戶

都有怨曠之情，百姓生活流離失所。」這實際上僅是針對建安前期疫情所說的話，但曹操料不到的是建安二十二年發生的這場全國性大疫病，給人民生活帶來的痛苦比以前的疫病不知大多少倍。

《後漢書·獻帝本紀》上僅是簡單地談到這一年發生大疫，至於這次大疫為害怎樣，並沒有交代，不過我們憑保存在《太平御覽》中曹植的《說疫氣》一文，足可對這次大疫有詳細的了解。曹植說：「建安二十二年，癘氣流行，家家有僵屍之痛，室室有號泣之哀。有的人家闔門殪盡，有的一個宗族全部喪命。一些人以為疫病是鬼神作的孽，所以得病的人全部是被褐茹藿的粗人、住在荊室蓬戶中的窮人。至於殿處鼎食之家、重貂累蓐之門中的富人，得病的很少。其實這是陰陽失位，寒暑錯時，才出現疫病。發生疫情後，無知的百姓懸掛符咒加以驅趕，這是十分可笑的。」疫病為害之慘烈足以想象。

當時許多地方連棺材都賣空了，悲泣聲瀰漫四周，疫病才不管你是富人還是窮人，一樣都要傳染。貧苦百姓無錢埋葬家人，所以處處都呈現出這樣的一幅景象：「出門無所見，白骨蔽平原」，「白骨露於野，千里無雞鳴」。

這場大疫，根據醫聖張仲景在《傷寒論》中的判斷，是傷寒病的感染。但近代醫史專家們的研究認為，倘若是傷寒或流感，人民不可能死亡得那麼快、那麼多，所以推斷有可能是肺鼠疫。

這場大疫不僅僅在軍隊中流行，地方所受的苦難也十分深重。在潁川，新上任的太守剛到官不久，疫病就瀰漫開了，死掉的老百姓不計其數。在官府中上班的掾吏死掉了一大半，太守連升堂辦公的人數也湊不齊。雪上加霜的是，這位太守的夫人及兒子都不幸染上了瘟疫，只能想方設法求當時隱居在嵩山的方術道人劉根治病。

瘟疫不單單在地方上流行，在曹魏的政治中心許昌也造成了較大的危害。著名的「建安七子」有四人是在這次疫病中去世的。當時是太子的魏文帝曹丕在第二年給吳質的書信中，談到他們幾個人時說：「親故多罹其災，徐、陳、應、劉一時俱逝。」對親戚們和徐幹、陳琳、劉楨等人的不幸去世，十分傷心。

建安二十二年的這場大災難，給社會經濟和人民生活帶來了極大的破壞。次年四月曹操在一份詔令中說：「去年冬季，天降疫癘，民有凋傷，部隊出兵作戰在外，墾田損失很多，吾十分擔憂。」說明疫病流傳帶來的災難是空前性的。

諸葛亮遇到的疫疾

劉備、諸葛亮入蜀後，南中四郡並不願接受蜀漢的統治，也不向蜀漢政權納稅服徭役。益州郡（郡治滇池，今雲南晉寧縣東）大

姓雍闓、孟獲等反蜀力量集結起來，威脅着蜀漢的後方。劉禪立後，諸葛亮趁與東吳通好之際，打算舉兵南進。他不但想解除蜀漢後方的威脅，還想掠奪南中物資來充實蜀漢軍事力量。

南中地區夏秋季炎熱，雨量多，濕度高，很適合蚊蟲的生長與瘧原蟲在蚊體內繁殖，是瘴氣高發地區，因此丞相長史王連向諸葛亮上諫道：「南中是不毛之地，疫癘之鄉，不應該以一國所望，冒險而行。」然諸葛亮不聽勸諫，決定南征。

公元 225 年春，諸葛亮親率大軍南征。大軍分三路，分別向南挺進。這年五月，諸葛亮親自率領的西路主力渡過金沙江（瀘水），進入今雲南地區。潮濕的山區使軍隊中感染瘧疾而死亡的人難計其數。

宋代《太平寰宇記》說：「（瀘）水出蕃中，入黔府，歷郡界，出拓州。至此有瀘津關，關上有石岸，高二千丈。」書中認為這裏一年四季都很容易感染瘴氣，如果三四月間發病，馬上就會無法醫治而死掉。如果不是三四月份得病，一般人多會既悶又吐，只有五月上旬得病的人才沒有這種症候。所以諸葛亮選擇了在五月渡過瀘水，他在上疏中說「五月渡瀘，深入不毛」，其實是選擇了最佳時期。

《雲南志略》中有一首詩對諸葛亮南征遇瘧疾作了詳細描繪：「雨中夜渡金沙江，五月渡瀘即此地。三月頭來九月末，煙瘴拍天

如霧起。」五月渡江正值瘴疾流行季節，因而士兵染瘴者不少。《三國演義》描寫了蜀軍染疫的慘景：「夜夜只聞得水邊鬼哭神號，自黃昏直至天明，瘴煙之內，陰鬼無數。」這樣的形容雖然有迷信的成分在內，但足可以看到當時士兵因感染瘴疾而死亡的悲慘痛苦。

諸葛亮南征雖遇瘴疾，但並沒有改變軍事計劃。到秋天，南中四郡悉被平服，十二月即回到成都。

匈奴人與疫病

北方的遊牧民族匈奴，相對於漢人來說，他們的居住地人口密度比較低，疫病流行的可能性不大。但由於北方氣候惡劣，居住條件簡陋，匈奴地區在漢代時曾發生過幾次疫病。

如漢光武帝建武二十二年（46年），南匈奴地區就曾爆發過一次十分嚴重的疫病。由於連續數年的乾旱和蝗災，土地被太陽曬得裂開了縫，放眼望去，千里大地冒着白煙，草木全部枯死，牲畜和人無東西可果腹。這時，在牲畜和人群中又流傳開了疫病，「死耗大半」。面對如此嚴峻的形勢，單于十分害怕東漢政府趁其疫病肆虐之際發兵進攻，迅速派使者到漁陽請求和親。而與此同時，光武帝見到匈奴饑疫嚴重，的確也想趁機向匈奴發動進攻。他與臧宮商

量，臧宮說只要帶五千騎兵就可以把匈奴滅掉，但光武帝難以下最後的決心。

建武二十七年，匈奴境內疫病的流行仍未好轉，臧宮與楊虛侯馬武上書說：「虜今人畜疫死，旱蝗赤地，疫困之力，不當中國一郡。」兩人請求光武帝發大軍圍剿匈奴，並請高句麗、烏桓、鮮卑等少數民族從右邊向匈奴進擊，河西四郡、天水、隴西羌胡從左邊策應。然光武帝最後沒有答應下來，因為他認為傳來的匈奴消息可能不是很準確，「北狄尚強，邊境上傳聞來的消息，常常是失實的」。這樣東漢政府失去了一次「趁人之危」的大好戰略機會。

五胡亂華時期，一部分少數民族到中原地區建立起了政權，匈奴中的一部也是如此。公元 318 年，滅掉西晉王朝的匈奴貴族劉聰病死，其族弟劉曜在長安自立為皇帝，改國號曰趙（前趙）。劉曜統治時期，關中連年大疫，民不聊生。

上台後的劉曜對外積極進行軍事擴張，發兵進攻陳倉，遭到晉朝將軍李矩的襲擊，左中郎將宋始等向石勒投降。於是，劉曜重新調整軍事部署，提拔新的軍事統帥，他任命大將軍、廣平王劉岳為征東大將軍，向佔領洛陽的石勒發動進攻。兵馬開拔至半路上，「會三軍疫甚，岳遂屯湄池」。疫病的流行，使部隊無法再向前行進，不得不駐紮下來，觀察疫病的發展情況。由於石勒兵勢強盛，劉曜的將軍尹安等不戰而降，缺乏戰鬥力的部隊士氣低落，無奈之

下班師退回關中。一場疫病的流行，使得一次軍閥混戰還未開戰就宣告結束。

公元 322 年，劉曜親征氐羌，仇池人楊難敵率眾殊死抵抗。兩軍接觸，前趙軍隊略有小勝。但意想不到的是，一場災難性的大疫降落到了前趙軍隊中，一時間鬧得人心惶惶。這場大疫涉及面多寬，到底死了多少人，今天很難查清楚，但影響是極其嚴重的。因為這時的劉曜也「寢疾」了，估計有可能是感染了疫病。皇帝都病倒了，前趙軍隊怎會有心戀戰？將軍們面對一個個病倒的士兵一籌莫展，遂「議欲班師」，草草地結束戰鬥。他們又恐怕楊難敵在趙軍撤退過程中趁機偷襲，只能無奈地派出使者與楊難敵修好。無情的疫病使得一場無情的民族之間的爭鬥早早地了結了。

疫病不僅僅在軍隊中流行，劉曜的整個統治區內也時不時爆發疫病。由於統治的黑暗和腐敗，遭受疫病困擾的人民在痛苦的生活中煎熬着。父親和妻子羊氏死了，劉曜就着手興築永垣陵和顯陵。這兩個陵墓是在平地上累土為墳，周長約有二里，土方工作量大得驚人。由於劉曜規定的時間十分緊張，因而堆土建築是夜以繼日地進行，「作者繼以脂燭」，服役者「怨呼之聲盈於道路」。劉曜又派廣平王劉岳率騎兵一萬多人到太原將自己父親及弟弟劉暉的靈柩迎回長安，隊伍浩浩蕩蕩，勞民傷財。關中地區在如此無休止的勞作困擾下，疫病再次大範圍流行。《晉書》說：「疫氣大行，死者

十三四」，雖然沒有明確地說到底死了多少人，但絕對是成千上萬。

北魏軍隊的兩場大疫

南北朝互相對峙局面的出現，其實是以國家實力為基礎的。雙方曾進行過一些戰爭，但最終還是保持了均衡的態勢。當時北魏軍隊有多次南侵的軍事行動，但北方人不適應南方的自然環境，最終只能撤出戰鬥。

南朝宋武帝永初三年（422年），北魏軍隊大舉南侵，與劉宋軍隊在河南、山東一帶發生激戰。由於不適應南方的氣候，部隊中疫疾流行。這年十月，數萬魏軍向南朝發動了大規模的進攻，十二月包圍了虎牢。劉宋王朝迅即令南兗州刺史檀道濟監征討諸軍事，與王仲德等一起前去援助虎牢守軍。劉宋戍守虎牢的指揮官是司州刺史毛德祖，他指揮的一千多守城士兵殊死抵抗，與魏奚斤、公孫表等激戰兩百餘日。

宋少帝景平元年（423年）初春，北魏不斷增兵，數量達到三萬多人，憑着人數上的優勢，戰爭朝魏軍有利的方向發展，勇敢的宋兵戰死的越來越多，最後沒剩多少人了。四月二十一日，北魏挖地道一度進入城內。

由於長期作戰，魏軍暴露在野外，缺少衛生防護，部隊中出現了疫病，而且很快流行開來。這次疫病對北魏軍隊影響很大，醫治後仍不能挽救生命的士兵達十之二三。士兵們得病後的症狀也很奇怪，會出現身體十分乾燥的情況，受刀槍傷者竟然會流不出血。考慮到如果再拖時日，染疫人數肯定會更多，傷亡更大，所以北魏軍隊硬着頭皮發動了猛烈的攻勢。在人數上佔有絕對優勢的情況下，終於攻克了虎牢，毛德祖及守城的劉宋軍隊士兵全部被俘。

　　與此同時，北魏軍也向東陽城發動了進攻，守城的南朝將領是青州刺史竺夔。東陽北城被攻破後，竺夔在城內鑿了一條地道，向南直通澠水澗作為退路。

　　北魏將領叔孫建將東陽城團團包圍，但又不敢發動最後的進攻，害怕硬攻士兵死亡太多。刁雍招募了五千義兵請求入城，說：「此城實際上已經攻克，在適當的時候應該進去了，再不派部隊進城，恐怕裏面的敵人要全部逃光了。如果你擔心攻城會增加官兵傷亡人數，現在請求你准許我帶着義兵先衝進去。」叔孫建沒有接受刁雍的意見，回答說：「士兵不適應這裏的水土，現在已有過半的人得了疫病，若相持不下，士兵們會全部死盡的。」從叔孫建的話中可知當時的魏軍中疫病的流傳相當普遍，官兵們普遍不服水土，因而戰鬥力大減。

　　這時，劉宋的援軍在檀道濟的率領下已經前來，叔孫建思考再

三，決定不再向東陽發動進攻，「今不損大軍，安全而返，計之上也」。於是，已受疫病之苦的北魏軍隊放棄了東陽城，撤退而回。

北魏南侵部隊感染疫病現象出現過多次，常對戰局帶來較大影響。元嘉二十七年（450年），北魏太武帝拓跋燾率領60萬大軍南侵。劉宋針鋒相對，出動大軍分水陸數路北伐，其主力在王玄謨統率下進攻滑台，為魏軍主力擊敗。劉宋另一支偏軍由柳元景率領，出熊耳山，連克弘農、陝縣，進軍潼關，雙方互有勝負。

不久，魏軍渡淮直趨瓜步，準備過江攻建康。劉宋進行了全民動員，「丹陽統內，盡戶發丁」，沿江五郡的丁壯集結到廣陵，沿淮三郡的丁壯集結到盱眙城，自採石至於暨陽六七百里陳艦列兵，建立了鞏固的防線。到了長江邊上的魏軍，一看形勢不對，遂撤退北返，歸途中到達盱眙，於是悉力攻城，打算回去前撈上一把。

令魏軍意想不到的是，在這裏他們遭到了宋軍的殊死抵抗，殺傷萬計，「死者與城平」，前後大戰三十多日，傷亡慘重。其時，魏軍將士難以適應江淮流域的潮濕氣候的短處又顯露出來，疫病開始蔓延，死者甚眾，拉肚子、頭痛發熱的現象日益增多，許多士兵無力參加戰鬥，部隊作戰能力削弱，參戰兵力越來越少，攻城戰越打越不順手。加上其時宋軍攻克彭城，切斷了魏軍的歸路，拓跋燾感到這場戰爭難以打贏，遂帶着部隊撤圍遁走，魏軍的一場大疫終於阻止了他們對盱眙城的進攻。

南朝郢城大疫

南朝蕭齊東昏侯統治時期,政事腐敗,殺戮無辜,王室方鎮間不斷傾軋、殘殺,齊宗室雍州刺史蕭衍乘機舉兵向闕。永元三年(501年)三月,蕭衍在江陵立蕭寶融為帝,自己都督征討諸軍事,自襄陽出兵,向東昏侯蕭寶卷的軍隊發動進攻。四月,蕭衍命王茂、蕭穎達等進逼郢城,而東昏侯派寧朔將軍吳子陽等十三軍救郢州,兩軍在巴口對峙。

蕭衍大軍採取的策略是將郢城包圍起來而不急着進攻,在城外消滅前來增援的軍隊。至七月,王茂率軍在加湖(今湖北黃陂縣東南)擊敗了東昏侯的援軍,於是縮小了對郢城的包圍。不久發動進攻,吳子陽一戰大敗,「眾溺於江」,守城將領程茂、薛元嗣相繼請降。

在這長達數月的郢城包圍戰中,齊國的守城部隊與老百姓遭受了難以想象的慘烈之苦。當時在城內的官兵和百姓約有十餘萬人,日常的糧食、衣服奇缺,他們連簡單的生活需求也難以滿足,城內的衛生環境由於戰爭更難以保證。城被圍不久,疫疾就流傳開來。由於缺醫少藥,對付疫疾的簡單措施也無法實施。城內所有的向外通道都被蕭衍軍切斷,根本無法逃出去,所以人們只能無奈地面對疫病。

等到城攻破時，「疾疫流腫死者十七八」，估計死掉了七八萬人。倘說郢城齊軍是被蕭衍軍擊敗的，倒還不如說是為疾疫征服的。疾疫流行時期，城內人口密度較高，城池範圍不大，空地不多，所以大量人員死了以後連埋屍的地方都沒有。蕭衍軍進城時，只見死去人的屍體被堆積在床底下，而活着的人睡在他們上面的床上，每間屋子裏都是這樣的情況。如此惡劣的衛生狀況，為病菌的多次重複傳染提供了十分有利的條件，因而郢城內因疫而死的人數是十分多的。

蕭衍在不久之後批評東昏侯政事時說：「流離寒暑，繼以疫癘，轉死溝渠，曾莫救恤，朽肉枯骸，烏鳶是厭。」這的確是當時所發生的疾疫災情的真實寫照。但把形成災疫的原因單方面地推給東昏侯，顯然是不甚恰當的，因為疫災的出現和蕭衍的戰術戰略是大有關聯的。

郢城被蕭衍大軍攻佔後，城中疫後慘象令人難忘。當時韋睿被任命為江夏太守、行郢府事，進城後最迫切要做的事情就是掩埋死屍。《梁書》說他進城後十分關心百姓的生活，想盡了一切辦法，於是死者得以埋葬，生者回到居處，商舖重新開業，百姓很感激他。

蕭衍也對造成這麼多人疫死，深感不好意思，當城門打開後，他「並加隱恤」，下令給所有的死者一口棺材，讓其速速入土。郢

陽王蕭恢這時也跟着進入郢城，見到城內疾疫死者很多，還來不及葬殯，心中感到不安，也協助韋睿一起處理疫屍：「及恢下車，遽命埋掩。又遣四使巡行州部，境內大治。」

迅速掩埋傳染源，預防反覆傳染，是當時戰後恢復社會秩序的首要工作。政亂造成的南朝郢城大疫，影響深重，為害慘烈。

侯景之亂造成的疫情

侯景是北魏懷朔鎮中已同化於鮮卑的羯族人，曾依附於高歡，為東魏的吏部尚書、司空、司徒，將兵十萬專制河南，是高歡的得力助手。高歡死，他以河南十三州之地降於西魏，後又投降南朝梁武帝。梁武帝想利用侯景的力量統一中原，不料寒山堰一戰，梁軍主力為東魏大敗，轉而又與東魏商談和議。侯景感到自己最終要被梁武帝出賣，遂於太清二年（548 年）八月在壽陽（今安徽壽縣）舉兵叛變，引兵直驅長江。十月二十二日，侯景渡過長江，兩天後至秦淮河南岸，指揮部隊將台城包圍了起來。

台城被圍後，城外援軍在邵陵王蕭綸等率領下，在建康城周圍集結了二三十萬大軍。侯景得到消息，就提出和梁武帝談判講和。不久，侯景發現號稱有百萬之眾的城外援軍號令不一，眾將領大都

是屯兵不戰，競相搶掠，各自心懷鬼胎，根本沒有勤王的意思。再加上他得到了準確的情報，被圍的建康城內已有大疾疫流行，所以對談判三心二意。

最初城被圍時，城內有男女十餘萬，能上陣作戰的士兵約三萬人。一月後城內疫病大流行，競相感染，死亡不計其數。至後來，能夠守城作戰的僅兩三千人，即使這些人也是老弱病殘，勉強登上城牆而已。疫病之後，一眼望去，只見到處都是死人，「橫屍滿路，無人埋瘞，臭氣熏數里，爛汁滿溝洫」。一場大疫，使城內「死者大半」。侯景認為到時人們受不了，肯定會有人呼應他出來投降的，所以決定不再撤圍了。這樣至太清三年三月，侯景圍建康長達一百三十多天，建康城內各類疫病泛濫成災，其慘象難以用文字來形容。

在建康城內疫病流行的同時，攻城的侯景軍隊也逃脫不了疫病的侵襲。兩軍將士一交手，疫病也就傳了過去。其時，蕭衍的領軍將軍王僧辯率舟師萬人增援建康，與侯景互相對峙。侯景將王僧辯團團圍住，築了一座土山，居高臨下晝夜不斷地進攻。王僧辯「堅壁拒之」，侯景久攻不下。潛伏期一過，軍隊中就爆發了疾疫，「死傷大半」。直到建康為侯景攻破，侯景才將舟師接收過去，王僧辯等將領才退回到江陵。

侯景圍建康時，將指揮部設在太陽門，終日開宴喝酒，不管軍

政，將士有功，不加褒獎，疫癘一天比一天嚴重，也不加關心，引起士兵們的不滿和憤怒。侯景軍內疫病的廣泛流傳，對部隊的戰鬥力必定有較大影響。

當侯景進入建康城時，城內染疫者大量死亡。由於死亡人數實在太多，加上戰事吃緊，城中積屍，來不及埋瘞，有很多屍體未加任何消毒處理。病死的人有很多還來不及舉行大殮，更不用說能睡進棺材。還有很多人得了疾病後臥床不起，病情嚴重，奄奄一息，侯景遂下令將危重的病人和屍體堆積在一起，放火焚燒，病人的號哭之聲悲哀淒慘，被燒的屍體臭氣十餘里外就能聞到。其時尚書外兵郎鮑正也感染了疫病，病情已是十分危急，侯景的士兵強行將他拖拉出去，扔進火裏焚燒。只見鮑正痛苦地在火裏掙扎，「宛轉火中，久而方絕」，令人不寒而慄。

侯景之亂是造成這次疫病流行的罪魁禍首。戰爭、動亂和疫病，使人民生活艱難困苦，給國家帶來了深重的災難。

動亂中的瘧疾

國家動亂，統治者就沒有多少心思去預防疫病，任憑它自由泛濫。這一時期瘧疾從南方一直流行肆虐到長江流域，得病者眾多，

未見政府有任何具體的防治措施。

魏晉南北朝時期，南方和西北邊遠地區瘧疾流行普遍。酈道元《水經注》談到雲南地區瘧疾時，說：賁古縣（今雲南蒙自、個舊一帶）水廣百餘步，深十丈，有瘴氣。永昌禁水旁，瘴氣特別邪惡，惡氣中有物，不見其形。惡氣發作時發出一種聲音，樹木如果中氣就會折斷，人中氣就要死掉，名曰鬼潭。只有十一二月時勉強可以渡河，正月至十月如果渡河，沒有不傷害人的。這裏他認為十一二月勉強可渡，是指冬季蚊蟲冬眠，所以可以過河，不太會感染疫病。酈道元認識到了瀾滄江兩岸谷地瘧疾流行是十分可怕的，他又指出在東里、木邦之間，山區裏全都是瘴氣。這兒說的東里有大東里、小東里之分，大東里在今越南北部，而小東里仍在滇南，木邦現在緬甸境內，這幾個地區都在瀾滄江的下游，是瘧疾的高發區。常璩的《華陽國志》也說：興古郡存在着瘴氣。興古郡在今雲南曲靖以南南盤江下游和紅河下游一帶。嵇含《南方草木狀》說：芒茅枯時，瘴疫就大發作，交趾兩廣都是這樣的，當地的土人稱為黃茅瘴。

西南地區的瘧疾流行最為多見。西晉時期，南方瘴疫頻發，北方人連到南方做官任職也不敢。《晉書·吳隱之傳》中說：廣州包帶山海，是出產珍異寶貝的地方，一筐的寶貝，可以養人數世，但這個地方多瘴疫，人們十分害怕。只有貧窮到不能自立的人，才請

求補個長史，所以廣州前後刺史都是貪黷財貨的。也就是說，只有那些連死都不怕的窮光蛋才敢到南方做官。

越州（今廣西合浦縣東北）歷來就是瘴氣高發區，漢代以來，越州、交州的刺史每年炎熱季節就到高亢乾燥處，以躲避瘧疾感染。到南朝蕭齊時，越州瘴氣依舊流行，而當時的刺史只管軍事戎馬，並不把防治瘧疾作為自己的職責。

梁武帝天監中，殷鈞任明威將軍、臨川內史。臨川郡（今江西南城縣東南）山區瘧疾盛行，每年暑天瘧疾都要大爆發。殷鈞在位期間，瘧疾有數年沒有復發，史書就當作他的政績而加以稱頌。

長江流域瘧疾流行也很頻繁。桓石虔小字鎮惡，勇猛威武，矯捷絕倫。桓溫弟桓沖為符健所圍，幾乎要為俘虜之時，他單身躍馬向前，突破敵人重重阻擋，「拔沖於數萬眾之中而還」。這樣的一個人，晉朝上下都很敬畏他。江南人有患瘧疾者，只要聽到「桓石虔來了」，馬上嚇得連病也會好了。這件事固然是當作笑話來傳說的，但反過來看，在江東晉王朝統治的中心地區，瘧疾是一種常見病。

CHAPTER

03

第 三 章
帝王將相直面瘟疫

疫病肆虐，遭難者眾多，有時連帝王
和大臣也不能倖免，有的甚至送掉了
性命。疫病流行，影響社會經濟、政
治，帝王大臣在救治面前各有各的表
現。「出入相友，守望相助，疾病相扶
持，則百姓和睦」，許多帝王、大臣應
該明白這個道理。

帝王將相直面瘟疫

　　隋唐五代宋金元時期，疫病的流行各有着時代的特點。

　　隋朝是個短命的王朝，前期安定時日多，疫病較少。隋末混亂，疫病流傳廣泛，死人也多，而且有多次疫病與戰爭相關。

　　唐朝立國前後將近 300 年，經歷了貞觀之治和開元盛世這樣的太平氣象，也遭受了安史之亂和以後的藩鎮動亂及其唐末的大混亂，疫災的出現頻率基本上和社會的治亂變化相一致。唐朝的疫病主要出現在中唐和唐末兩個時期。

　　五代十國是一個分裂時代，承接了唐末以來藩鎮割據的軌跡，各個軍閥集團之間戰爭頻繁。在戰火紛紜時期，戰爭製造了疫病發生的條件，加速了疫病傳播的速度，所以五代時期的疫病大多與戰爭相關。但各政權盤踞一方，造成了一定的封閉式統治，人民流動減少，因而疫病並不像唐朝那樣傳播範圍寬廣。

　　北宋時期，疫情多見於人口眾多的首都開封附近，以及南方的一些區域。時開封居民約有 20 萬戶，按每戶五口計算，約有百萬人之多。加上一大批沒有戶口的「遊手浮浪」，以及官府機構和幾十萬軍隊，開封的人口在當時世界城市中首屈一指。城市的狹小和人口的日益增多，使開封人口密度居於全國之首。一旦有疫病出

現，流傳起來就十分容易。

南宋時期，疫病出現的次數十分頻繁，流傳密度較高，而且多見於以臨安府為中心的浙西地區。整個南宋，發生於浙西的疫病流傳有 20 多次。因為這個地區人口集中，為疫病的流傳提供了極為有利的條件，病原體通過空氣、水、食物、互相接觸等，很容易地傳給病人周圍的易感人群。

金朝處於淮河以北地區，並不是當時疫病的高發地區，然金朝也不時地出現疫病，大多與統治的殘暴和戰爭相關。統治殘暴，徭役過度，強迫人民在酷暑炎熱的天氣下勞作、遷徙，製造了疫病並使之流傳開來。而頻繁的戰爭不管是前期的侵略戰爭還是最後汴京被元軍包圍起來，同樣都會造成疫病的傳播。

元朝疫病南北方都十分頻繁。北方比較多地集中在京師地區，南方疫病除嶺南地區之外，東南沿海地區是疫病的高發區。前期的疫病有很多是與蒙古人的對外擴張而發動的戰爭有關，而後期的疫病有相當一部分與元末社會混亂、農民起義軍和元軍互相攻殺相關。政治局勢及戰爭，一直是引發疫病流行的兩個重要因素。

從帝王大臣所面對的疫病及其舉措，可以看出當時疫病流行的具體情況與為害程度，可以看出疾疫不可怕，被疾疫嚇住才是真正的可怕。

唐朝帝王宰臣常得疫病

疾疫流行，帝王大臣也不能倖免。隋唐五代時期，帝王、宰臣之類高級統治者染上疫疾的事情經常可以看到。

隋文帝楊堅在廢黜太子楊勇時，曾患細菌性痢疾。由於腹瀉嚴重，晚上睡覺時不脫衣服。因為要反覆上廁所，所以心裏煩躁不安，並認為東宮官員及太子在對他不利，嚇得上廁所也不安心。他的孫子，即隋煬帝子元德太子楊照，身體十分肥胖，「因致勞疾」，得了結核病。太醫用藥後不見效，病情越發嚴重。煬帝令巫者給他治病，治了很長時間也沒有什麼用，最後推說是房陵王楊勇在做鬼，所以這病無法醫治。不久，楊照病情惡化，被結核病奪去了生命。用巫術來對付疫病，最後的結果是可以想象的。

唐朝第三個皇帝高宗李治，皇帝做了 30 多年，但常為疾病困擾。咸亨四年（673 年），「上痁疾」，就是得了瘧疾。無奈之中，高宗就令皇太子代他接受各部門的上奏。上元二年（675 年）三月，高宗又得了風疹病，這是一種由風疹病毒所引起的急性傳染病，多發於冬春季節。發了風疹後，高宗連上朝聽政也支持不住，大小事務全交給武則天處理。

唐玄宗開元初年，輔助玄宗治理出了「開元盛世」的宰相姚崇也得了瘧疾。開元四年（716 年），宰相盧懷慎得病死了，而姚崇

因瘧疾在家休養，所以玄宗讓另一宰相源乾曜處理政務時，必須到姚崇家裏和他商量後再實施。不久，玄宗又覺得這樣不太方便，遂讓姚崇搬到四方館中，即住到離朝廷不遠的外賓招待所裏，每日派遣宦官詢問病情起居，派出御醫為他治病，令尚食每天送精美的食品給他享用。

唐代中期的順宗，在其還未即位的貞元二十年（804 年）九月，就得了風疾，連話也不能講。從種種跡象看，這「風疾」很有可能是麻風病。史書記載順宗的疾病時，實際上麻風病菌早已侵入了他的身體，甚至已及神經系統和內臟，所以順宗連話也不能說。其父德宗死時，順宗只是露了一下面。估計順宗得麻風病後，臉上出現了癩瘡，無法上朝聽政，即使宰臣也見不到他的臉。事無巨細，順宗都交給王叔文及太監李忠言等決定。貞元二十一年八月，順宗疾病加重，無奈之下把皇帝寶座禪讓給皇太子。至次年正月，年僅 46 歲的順宗就不治身亡。

五代十國之一的前蜀國王王建，在永平（911 年 — 915 年）末年「得一疾昏瞀」。至光天元年（918 年）五月，病情加劇。王建得的是慢性菌痢，一種反覆發作而且遷延不癒的細菌性痢疾。得了這種病，腹痛、腹瀉不止，或腹瀉與便秘交替，大便間歇或經常帶有黏液或膿血。患者一般因久痢而身體情況較差，有貧血、消瘦、乏力、食慾減退等體質虛弱症狀，所以年過 70 的王建會感到頭腦

發昏。得病以後，反覆醫治也不見好轉。乙亥日，他召大臣進入其寢殿，說自己「遘此篤疾，藥石勿救」，把皇太子託付給眾大臣。至六月份，「帝復病痢痛楚，日坐錦囊中」，疾病加重，腹痛難熬，72歲的王建再也支持不住了，最終病死於痢疾的折磨之下。

五代後唐明宗於長興四年（933年）十一月染上傷寒病。明宗子秦王李從榮與樞密使朱弘昭、馮贇等前去探視，明宗病重得連人也辨不清。傷寒病重時，患者由於全身中毒，會精神恍惚，表情淡漠，反應遲鈍，甚至出現昏睡、昏迷等症狀。當時服侍他的王淑妃在他耳邊說：「從榮和弘昭來看你了。」但明宗一點反應也沒有。李從榮等離開時，宮女們哭聲四起，大家七手八腳地把明宗搬遷到雍和殿，已做好了辦後事的準備。當天晚上，明宗腦子一度有所清醒，口中吐出一些東西，並小解一次，病情似見好轉，「六宮皆至，互相慶賀」，但這實際上是臨死前的迴光返照罷了。半夜裏，御醫給他服了藥，病情似有所穩定。

秦王李從榮出宮時，見明宗已連人也無法辨認，並且他聽到了宮女們的哭聲，以為明宗已經駕崩，所以密謀帶兵入宮搶奪皇位。不料操之過急，早晨即戰敗被殺。明宗聞知後，「氣絕而甦者再，由是不豫有加」。這樣病情日見加重，昏迷不醒，失去意識，九天後氣絕身亡。

無情的疫病不會專挑身份低賤者感染，帝王、宰相的高貴金身

並不能保證他們逃脫疫病的魔影籠罩。處在當時的衛生條件之下，得了疫病而大難不死的，實在要有幸運之神的眷顧。

宰相韓滉治血吸蟲病

血吸蟲病的傳染途徑在隋唐五代時期仍然沒有認識清楚。雖然人們已密切注意到這一疫病對人類的危害，但如何使人感染的，這一關鍵環節在古代的醫學知識範圍內仍是說不清、道不明。

編於唐朝初年的《隋書》，在其《地理志下》中講到了在新安、永嘉、遂安、鄱陽、九江、臨川、廬陵、南康、宜春等郡有一種蠱的蠱病，其實可能就是血吸蟲病，這完全與後代發現血吸蟲病的分佈地區一致。

唐朝筆記《朝野僉載》說：江嶺之間有飛蠱，它過來時，有聲不見形，像鳥鳴一樣，啾啾唧唧，但一飛到人的肚子裏就會拉稀，而且裏面有血，用醫藥都沒辦法救，一般十天左右就死掉了。這裏的飛蠱，肯定是血吸蟲病，因為血吸蟲病人得病後往往會出現腹瀉、便血的症狀，急性發作者一二月內會出現死亡，由於當時的醫藥還不能治癒此病，所以人們總是對其十分懼怕。對人是如何感染上蠱毒的，人們始終帶有疑問，因而猜測性較濃，認為是蠱蟲在空

中飛來飛去，並且形容得有聲有色。另外，說此病在「江嶺之間」發生，與今天血吸蟲病的發病地區是完全吻合的。

在隋唐五代時期的一些醫學著作中，已相當詳細地有疑似血吸蟲疾病的描繪，在《諸病源候論》、《千金方》、《外台秘要》等書中，血吸蟲病的名稱有許多，如五蟲、水毒、蟲痢、蟲脹、水脹、血蟲、鼓脹、水症、水瘕、石水、水氣腫鼓脹、水蟲、蜘蛛病、水注、蟲注等。這些病名中，除五蟲比較概括地包括了血吸蟲病的整個症狀外，其餘各病症如與血吸蟲病相對照，則多是側重某一兩個主要症狀而命名的。如水毒可能是指初期異性蛋白中毒症狀，蟲痢可能是排卵期痢疾型症狀，蟲脹、血蟲可能是血吸蟲病的組織增生期肝脾腫大，鼓脹、水症、石水、水脹、蜘蛛病等可能是肝脾腫大後肝硬化而形成的腹水。

從流行病角度來看，隋唐五代血吸蟲病的流行範圍較前朝更廣，而且這一時期的得病人數明顯增多，所以症狀的表現各異，人們的觀察就各有側重。在醫學書中的記載儘管名稱不一樣，症狀不一樣，但內容特別豐富，說明血吸蟲病已是南方常見的一種傳染病，並帶來了一定的社會問題。

唐代中期，曾為宰相的韓滉，在代宗大曆年間，任浙江東西都團練觀察使、潤州刺史。治內的溧陽、溧水二縣據史書記載，有血吸蟲病流行。由於二縣大多是水鄉澤國，居民「依洲旁渚」，「力事

農耕」,「坐收魚葦之利」,所以在這樣的生產條件下,很容易感染血吸蟲病。從地理上看,丹陽湖畔的當塗縣與高淳縣、溧陽縣、溧水縣同屬一個血吸蟲病流行區,韓滉在任時,想改變其風俗,斷絕病源,但並沒有辦到。由於人們對血吸蟲病的認識缺乏全面知識,所以無法根絕此病。

當時,竹林寺有一個僧人,提出可以用絹一匹換藥一丸,而吃了這藥以後,無論遠近得血吸蟲病者都能治癒。當時韓滉的小女兒得了「惡疾」,疑似麻風病之類的傳染病,天天在溧陽的一處溫泉洗澡,洗了一段時間後,竟痊癒了。韓滉大喜過望,將女兒的嫁妝全部折合成錢財,在溫湯的右邊造了一所寺廟。廟造好後,他又想到要引進一個有名的高僧來主持寺廟的工作,當時有人推薦了竹林寺賣藥的僧人。韓滉覺得這人挺合適的,就派人把他接過來。

和尚過來後,韓滉向他討治血吸蟲病的藥方,和尚先是不肯,到後來也同意了。韓滉本就在想方設法地要消滅血吸蟲病,所以當和尚給他藥方後,他馬上將藥方在溧陽、溧水二縣各村鎮的石柱上廣泛刊刻。這個藥方的刊刻,對普及防治血吸蟲病知識,使患病者能及時服藥,從而進行早期醫治有一定作用。唐末戰亂,所刊之石已不復存在,而溫湯寺仍在,當地大族夏氏仍世代傳其藥方,所以這個藥方至後代仍在流傳。

和尚的藥方後人稱為療蠱毒大神驗方,唐孟詵將它輯入《必效

方》，王燾《外台秘要》稱此方「李饒州法，云奇效」，所以這個藥方是否是和尚發明的，值得懷疑。但不管怎麼說，這個藥方在今天看來，儘管不能有效地治癒血吸蟲病，但對治療仍有一定的利尿消腫、緩解一些症狀的作用，韓滉在轄區內所做的防治疫病的工作是值得肯定的。

宰相李德裕記錄恙蟲病

在一場激烈政治鬥爭過後，宰相李德裕於唐宣宗大中三年（849 年）被貶崖州。

李德裕在崖州生活了整整一年，對海南的風物特產、氣候、民風習俗等有了詳細的了解，其中對南方的恙蟲病觀察頗為深刻。他說：蠻地海南島的上空有許多燕子飛舞翱翔，這些燕子為了作巢構屋，以嘴運泥。因為泥巴進了燕子口中容易破碎，因而飛在空中經常有泥土落下來。假使有人不幸被這落下來的泥土碰中，他就會被泥土中的恙蟲叮螯後得恙蟲病。因此忠告到南方旅行的人們，越過嶺南時應該小心謹慎，不要被空中的泥土擊中。

李德裕是政治家而非醫學家，但在當時他就已仔細地觀察到了恙蟲病是從燕子含泥的過程中傳播的。恙蟲生活在泥土中，成幼蟲

後就出土吮人，這是現代科學已經認識的事實，而一千多年前的政治家就能洞察，這不能不說時人對恙蟲病的認識已經較為深刻。從地域上看，李德裕已經指明恙蟲病的發生主要在嶺南地區，海南島尤為嚴重。他已認識到恙蟲病的傳染性，因而警告不知情的外地人進入毒區一定要有所警惕。

自西晉葛洪首次揭示恙蟲病的得病途徑、預防措施，到隋唐五代時期，人們對恙蟲病的認識在葛洪基礎上有所提高。隋朝巢元方在《諸病源候論》中對恙蟲病的記載十分詳細，他認為恙蟲活動於山區的水流旁邊，是一種極細小而眼不易觀察到的小蟲。如果人入河中沐浴或取河水澡浴、陰天在草地行走，這種小蟲就會爬到人的皮膚上。初期診斷時，可見傷口顏色發紅，如小豆或粟粒般大小，手輕輕地撫摸咬口，就有痛感。經過三天潛伏期，蟲咬處發生潰瘍，人發寒，全身關節疼痛。如果蟲鑽入身體，嚴重的會導致死亡。人們的預防方法最好是在河澗洗浴後，取出手巾擦身，一直至皮膚發熱並感到發痛為止，這樣就可將蟲擦去。另外，要小心檢查皮膚看看有沒有蟲，如有蟲，就用竹簪將其挑出。如發現蟲子挑不出來，可以用火炙的辦法把蟲熏烤至死。如果蟲太多而沒有辦法完全挑盡、熏烤盡，病人仍是昏昏狀態的，表示病毒進入人體已經很深，則應用巫術加醫藥的辦法進行治療。他還認為，將蟲放在指甲上，就能看到蟲子的形態和行動。

從巢元方、李德裕對恙蟲病的認識中，我們可以看到恙蟲病在隋唐時期仍然是南方流行的一種較為嚴重的疫病。人們對恙蟲病的認識雖然沒有系統性，也沒有開展詳細的研究，但對恙蟲的形態、生活情況、發病地帶、傳染情形、臨床特徵、診斷方法、預防及治療方法等，已有詳細的記述，便於人們對這一疫病的預防和治療。

官員畏疫不願任職南方

隋唐時期的一些官員十分害怕到南方任職，因為到南方任職就是與疫病為伍，誰不害怕？

唐太宗貞觀初年，交州都督李壽因為貪冒被革職。唐太宗想派一個好一點的官員前去任職，朝中大臣大家都推薦瀛州刺史盧祖尚，說他才兼文武，廉平正直。於是將盧祖尚徵召到京師。

唐太宗對他說：「交州是一個十分重要的地方，離京師很遠，必須派一個有能力的牧守去鎮守。有唐以來，前後都督一個個都不稱職，我聽說你有安邊之略，你就為我去鎮守，希望不要因為路很遠而推辭。」盧祖尚拜謝而出。

不久，他對自己答應到交州任職感到很後悔，遂以舊病復發而推辭前往。唐太宗又派盧祖尚妻子的兄長勸說他：「匹夫相許，尚

且還要講信義。你當面許諾了我，怎能過後就後悔呢？你應儘早出發，三年後我一定會召你回來。你不要再推辭了，我不會食言的。」盧祖尚對唐太宗說：「嶺南瘴癘太嚇人，每日要飲酒才能抵抗疫病。我不會喝酒，去了肯定不能夠活着回來。」唐太宗大怒說：「我派人出使，他卻不服從我，這樣我怎麼能號令天下？」遂將盧祖尚斬於朝，時年僅 30 歲。疫病把一個年輕有為的官員嚇住了，最後連命都丟了。

武則天時，洛州永年人宋慶禮被任命為嶺南採訪使。當時崖、振五州首領互相殺掠，民苦於兵，朝廷派出的使者至嶺南後，因害怕瘧疾，都不敢再往前走。宋慶禮到境後，親自到崖、振等州調解，諭以大義，使他們釋仇相親，州土以安。看來像宋慶禮這樣的官員並不多見，被疫病嚇破了膽的官員實在太多。

唐代宗永泰二年（766 年），陳少遊被任命為桂州刺史、桂管觀察使。少遊認為桂管路途太遠，又有瘧疾，所以不敢去，想調換一個近一點的郡。

當時太監董秀掌樞密用事，少遊就等在董秀家附近的弄堂口，直到董秀下班回家。傍晚，董秀回家時碰到了陳少遊。少遊大大方方地說：「七郎家中有多少人？每月費用多少？」董秀回答：「我任這個職務已很長時間了，也沒有升官，家裏人很多，所以負擔很重。最近一段時間物價騰貴，一月全家費用要超過一千多貫。」少

遊說：「這麼多費用，你的俸祿是根本不夠支付的，其餘的缺額肯定要經常向外官求助，方可夠家裏的開銷。現在倘若有人真心地想供給你錢，你只要留心地庇護他，就很容易雙方都得到好處。我雖不才，請求允許我將來能夠供給你全家的費用，每歲奉送給你五萬貫。今天我帶了這個數目一半的費用，請你笑納，其餘的我到官後馬上給你送來，免得你天天處心積慮地想着家裏的開銷，這不是一個兩全妙計嗎？」董秀聽到少遊說的數目後，感到已超過原先自己的期望，所以內心很高興。兩人遂狼狽為奸，互相勾搭上了。接着，少遊哭着說：「南方炎熱，又有瘴癘，今天我非常痛心地來和你辭別，只是恐怕今生今世不會和你再見了。」董秀馬上說：「你儘管放心，不會去當這個遙遠的官的。請寬心地等上十天八天，希望我能為你把這件事辦好。」其時少遊也向宰相元載子元仲武納賄，所以董秀、元載內外引薦，沒過幾天，代宗重新任命少遊為宣州刺史、宣歙池都團練觀察使。

因為害怕疫疾，所以行賄拍馬，在所不惜！

由於一般官員害怕到南方去，南方官員數量明顯不足，所以官員因事被貶時，常常被流放到嶺南地區。如韓愈、柳宗元等被貶，都流放到嶺南瘴癘之地。被流放到嶺南地區的官員，得疫病而去世的不計其數。如高宗時李道宗被長孫無忌、褚遂良等誣為與房遺愛一起謀反，流亡象州，半路上得病死去。玄宗時宇文融也在廣州憂

恚發病，染上瘧疾，最後死於路上。

　　還有一件有趣的事情，講疫病嚇死了一位官員。唐太宗貞觀九年（635 年），唐高祖李淵堂弟李道興被任命為交州都督。李道興到任後，腦子裏天天想着瘴癘，被嚇得飯吃不下，覺睡不着，神情不得安寧，直害怕自己說不定哪一天也會染疫死亡。他官不好好當，神情忽忽憂悵，不久憂鬱而死。真想不到疫病竟然嚇死了一個大活人！

　　疫病面前，我們要的不是恐懼，而是不可戰勝的信心。

第一家公私合資的傳染病醫院

　　宋神宗熙寧七年（1074 年），嘉興僧人通照大師遊覽溫州雁蕩山，當他從大龍湫回到瑞鹿院時，碰到一位鬚髮皓白而面色如少年的仙人。仙人對通照大師說：「明年有大疫要發生，吳越之地疫情最嚴重，你的名字已在死人的名單上。現在你吃我的藥一粒，好好做善事，可以獲免一死。」第二年，南方果然大疫，兩浙地區疫病大面積流傳，無論貧富都不免得病，前後死去十之五六，人口損失十分巨大。這則見於《夢溪筆談》的故事，雖有些近似於神話，但所記錄的兩浙地區熙寧八年發生大疫的事實是十分可信的。

杭州是這場大疫的一個重災區，死亡人數估計約在 50 餘萬。大疫流行高峰過後，商賈不行，市場蕭條，悲慘景象令人難忘。時在杭州任通判的蘇東坡，積極地投入到了緊張的救災工作中去。

蘇軾學問淵博，詩文俱佳，熱心醫事，因反對王安石變法被外放到杭州。雖然仕途不順，但蘇東坡愛民之心仍存，對當時杭州的災情非常焦急。他說：「自遭受了熙寧饑疫大災，加上新法聚斂的為害，平時富民殘破略盡，百姓每家都有市易法的欠賬，每人都有鹽酒的債務，田宅全部交給了官府，家裏的房廊傾倒。兩浙災傷這樣嚴重，人死去了一大半。」因此他決定全身心地投入到抗疫救災中去。

蘇軾請求朝廷延緩兩浙路部分上供米的時限，同時又向朝廷請求錢米賑濟百姓。他認為這次疫病雖係天時不利，但也是本路監司郡守張靚、沈起等人處置失策造成的，從而「助成災變」，遂向神宗上奏揭露這些為官不力的官員。由於實施了有力的救災措施，整個兩浙路米價回落，災疫後社會秩序得到了穩定，生產漸漸恢復。

十多年以後，蘇軾又以龍圖學士出知杭州。元祐四年（1089年）夏天，蘇軾剛上任不久，杭州先是大旱，接着「饑疫並作」，蘇軾多方設法救濟饑民。他向朝廷上奏，請求中央對杭州進行救濟。不久，哲宗下令用兩浙路上供米 20 萬石救災，並免去當年度兩浙路上供米數的三分之一，賜度僧牒，以僧牒換來的錢買米救濟

饑疫中的災民。

元祐五年，疫情雖趨平緩，但帶來的後果是相當嚴重的。到了春天青黃不接的時候，蘇軾下令將常平倉米減價出糶給平民百姓，還派專人每天燒粥施捨給窮人，煎藥讓無錢請醫的病人服用。他還派出專人帶着醫生在杭州城內一個坊一個坊地去治病，不遺棄任何一個沒錢的窮人，救活了大批病人。

由於杭州這次疫情比其他地方要嚴重得多，單靠政府力量顯得不夠，蘇軾還發動民間財力支援抗疫救災。他自己以身作則，首先拿出黃金五十兩，再加上他籌措到的官府紋銀兩千兩，創辦了一所病坊，名為「安樂坊」，收納貧苦病人，之後他又「畜錢糧」作為病坊的運轉費用。病坊設立前後三年，治癒病人數以千計。可以這麼說，安樂坊是中國歷史上第一家公私集資合辦的傳染病醫院。

蘇軾屢遇疫災，見到大批百姓為疫病奪去性命，他也開始究心醫理，撰有醫藥雜說及醫方，後人將其一部分併入《蘇沈良方》。他早年從蜀人巢谷處秘傳到的「聖散子方」，他認為是專治瘟疫藥，百無一失。他在黃州時，黃州連年大疫，靠了這藥，「全活者不可勝數」。這藥對治療一些傷寒病很有療效，為歷代醫家稱道。

大災大難面前，蘇軾臨危不亂，審時度勢，積極實施抗災救治措施，他是宋代做得比較突出的官員，後人會永遠牢記他。

皇妃碰上的流行性感冒

北宋末年，宋徽宗的一個寵妃由於感染了病毒，咳嗽不止，喉嚨口的痰一口接一口。這位妃子病得嚴重，晚上連覺也睡不着，臉上出現了浮腫。宋徽宗看着自己心愛的妃子這般受苦，心裏實在不是滋味，他下詔讓內醫李防禦用藥治療，給其三天期限，非治好不可，否則腦袋不保。李內醫把平生所有本事全部用上，但寵妃還是咳個不停。李內醫黔驢技窮，想想這次自己性命要難保了，回到家後與妻子相對而泣，悲傷無比。

忽然，他聽到外面大街上有人在叫：「咳嗽藥要嗎？一文錢一帖，吃了保管今天夜裏睡得着。」時開封城內到處都是感冒咳嗽，所以也出現了叫賣咳嗽藥的人。李內醫聽到後突然好像有所醒悟，奔出大門追上叫賣者，買了十帖藥。只見這咳嗽藥呈淺碧色，要用淡齏水滴上數點麻油調服。李內醫懷疑這種草藥藥性粗兇，很有可能使人泄瀉不止，為求保險，他將三帖藥合成一帖，自己以身先試一下。一個晚上過去了，根本沒有什麼副作用，於是拿出其中三帖合成一帖帶進宮內。他將藥給了妃子，讓她分兩次服用。當天晚上，最後期限到來之前，妃子的咳嗽奇跡般地消失了。第二天早上，面上的浮腫也退下了。徽宗大喜，獎給了李內醫價值萬緡的金帛。

事情到此本該結束了，但李內醫心裏並不踏實，眼前這妃子的病是好了，萬一宮中再有人得感冒，徽宗向他要藥方，該如何辦？所以他令僕人注意那個賣藥人，等到賣藥人再次走過他們家門口時，邀他進來喝幾杯酒，打算用一百緡錢把那個藥方買下來。當賣藥人把藥方說出時，李內醫大吃一驚，那藥方竟只是蚌粉一物而已，用新瓦鍋子炒，等到炒得差不多時拌上青黛汁少許。

　　李內醫問他這藥方是從哪兒來的，賣藥人說：「我年輕時參軍，老了被淘汰掉了，臨走之前，看到部隊長官有這藥方，於是就偷偷地抄了下來。因為這藥實在是弄起來很容易，所以我就靠賣藥為生，來度過我的晚年。」李內醫萬分感謝賣藥人幫了他的大忙，從此以後，他一直供奉賣藥人直到老死。

　　紹興年間，兩浙地區出現流行性感冒。由於兩宋的經濟中心已經東移，人口密度較高，流感一旦出現，傳播迅速。抗金名將岳飛也感染病毒，發熱咳嗽不止，身體難受。

　　宋高宗紹興十一年（1141 年）正月，金軍南侵，在兀朮的率領下，金軍由兩淮擁入，首先攻佔壽春，並進駐廬州邊界。宋高宗驚恐萬分，慌忙派出劉錡、楊沂中等率軍赴援，同時還要岳飛軍東進至江州，以便策應。

　　躺在病床上的岳飛聽到宋高宗要他率兵的命令，「力疾而行」，支撐着起床，上馬出發。岳飛忠義報國，一心想北伐收復宋朝失

地，認為這次又是一個機會，但又害怕高宗半途中讓他收兵退回，所以上奏指出：「金兵既南侵淮西，後方必然空虛，如果現在進軍中原，直攻開封、洛陽，金軍必然從淮西回兵救援，既可坐制其弊，又可解除淮西金軍的威脅。」然宋高宗根本不同意岳飛北伐，只是下詔書催令岳飛火速救淮西。當然在詔書中，高宗忘不了表面上虛假地表揚岳飛幾句：「愛卿不顧流行性感冒的折磨，能夠為我帶兵出征，為了國家而忘記自己的身體，現在這個社會，有誰能和你相比！」

最後，岳飛只是帶了部隊前往廬州、濠州，擊退金兵後，在朝廷詔書的催促下撤軍而回，喪失了收復失地的又一次大好時機。

肺結核要了皇帝的命

泰和末年，金章宗得了一種疾病，史書的記錄是「嗽疾，頗困」。也就是說，經常咳嗽，人覺得十分疲勞。從記錄章宗最後時期的一些史料來看，我們推測他得的是肺結核。

泰和八年（1208 年）十一月，衛王完顏永濟從武定軍來朝，章宗感到自己身體不濟，決意把衛王留下來。史書說章宗初年，永中、永蹈等王因欲爭奪王位，所以被誅，從此以後，章宗疏忌宗

室，用王府尉官監督諸王，苛問嚴密，出入王家都要作記錄。衛王是永蹈的同母弟，但章宗特別喜歡他。而且，章宗當時無子，章宗妃賈氏、范氏懷有身孕，但直到章宗死時，賈氏、范氏也沒把兒子生出來，且不足月的小孩也是無法擔當國家重任的，所以從一開始章宗就想把王位留給衛王。

這天，衛王進宮向章宗辭行，打算回到武定軍去，章宗不讓他走，還勉力起身和他擊球，但身體實在虛弱，擊球也只能是擺擺樣子。十一月乙卯日，章宗大漸，元妃與黃門李新喜等議立衛王，遂與平章事完顏匡等商量，完顏匡也認為立衛王是比較合適的。丙辰，章宗死，其叔叔衛王即皇帝位。

結核病的症狀往往是怠惰嗜臥，精神不足，兩腳疲軟，肩背疼倦，有痰咳嗽，憎寒發熱等等。章宗的症狀與結核病十分相似，他有咳嗽的症狀，而且史書記錄得十分醒目，所以他的咳嗽應該說是十分厲害的。章宗人覺得虛弱，一天到晚想睡覺，但早晨還能到場地上擺擺樣子擊幾下球，而結核病患者往往早晚身體尚可，「日高之後，陽氣將旺，復熱如火」，中午一到人就發熱無力，難以抵抗。這種重症結核病，宮廷御醫們也感到是一種難以治癒的疾病，因此金章宗年僅 41 歲就離開了他的皇帝寶座。

一位不召之臣的瘧疾

劉因，字夢吉，金末元初著名的理學家和經學家，世代業儒。元朝初年，他與許衡並稱為「北方兩大儒」。他長期居家教授，講究師道尊嚴，弟子們都很有成就。至元十九年（1282 年），因其學術成就被薦於朝廷，在學宮教授近侍弟子。但沒過多少時間，便以母親生病為藉口辭職回家。

至元二十八年（1291 年），忽必烈又一次派遣使者去請劉因，打算以集賢學士、嘉議大夫徵召劉因，但劉因堅決推辭。他在給宰相的信中說：「我一直身體不好，自從去年死了兒子，憂患之下得了痁瘧。染疫數月，自夏及秋，一直躺在床上。後來瘧疾稍微有點好了，但精神氣血和以前是不能相比的。想不到今年五月二十八日，我的瘧疾再次復發了，至七月初二日，引發原來的舊毛病，腹痛如針刺一樣，大便中泄血不止。八月初，突然想起一事，自己感歎身旁沒有期功之親，家裏沒有什麼親人，恐怕一旦死了，就要累及他人，於是派人在容城祖宗的墓旁修築了一間房子，如果我病熱不退，我就住在其中直至死去。派人去的時候，內心未免感到十分悲哀，所以病勢轉重，飲食極減。八月二十一日，使者來時，我自己感到惶怖無比，不知所措，想想還是接受皇命，所以先把使者留了下來，等到病情減弱，就和他一起到朝廷去。但時間一拖再拖，病

情未見好轉，儘管想盡一切辦法治療，仍不見效果，所以只能請使者先行，並請我弟子李道恆將我的信帶給朝廷。我病一好，只要有力氣就到朝廷來，希望宰相能加矜憫，曲為保全。」

劉因對功名利祿看得很輕，亦因其不接受朝廷的徵召而為人們稱道，連忽必烈也讚歎曰：「古者所謂不召之臣，其斯人之徒歟！」但不可否認，劉因身患瘧疾應該是事實。從劉因自己的表白來看，他感染的是慢性瘧疾中的復發性瘧疾。在初發症狀控制後，瘧原蟲多停留在繼發性紅細胞外期狀態，暫不產生症狀。當抵抗力減低，瘧原蟲再侵入紅細胞時，即引起復發。瘧疾病人多次復發後，脾臟逐漸腫大變硬，貧血也較顯著，所以劉因會出現「飲食極減」的情形。劉因的瘧疾可能是惡性瘧，因而復發時間也不長，至元三十年四月，他就因瘧疾而死，年僅 45 歲，從最初染病到去世，前後約三年時間。

蒙哥汗以酒驅疫

南宋理宗寶祐六年（1258 年），蒙哥汗親率蒙軍進攻四川，忽必烈率張柔等部進攻鄂州，又命在雲南的兀良合台率蒙軍自交廣北上，定於次年與忽必烈會師鄂州，然後直奔杭州，消滅南宋。

蒙哥汗率蒙軍 4 萬，號稱 10 萬，分三道入蜀。冬天，蒙哥汗進軍大獲山（宋閬州治），蒙古大將紐璘率步騎號稱 5 萬，戰船 200 艘，從成都出發，加緊向重慶下游進兵。1259 年正月，蒙古軍在誘降合州守將王堅無效的情況下，決定向合州釣魚城進攻。

釣魚城在今重慶合川城東五公里的釣魚山上，嘉陵江、渠江、涪江三江在此匯流，釣魚城正面扼控着三江展開的扇形地區，是個既有山水之險，又有交通之便的地方。宋降將楊大淵率領蒙軍首先進攻合州，揭開了宋軍合州保衛戰的序幕。蒙哥汗令紐璘部於涪州造橋，將軍隊駐於橋南北，以切斷由荊湖西上的南宋援軍。

不久，紐璘所部因不適應四川氣候首先流行疫病。待到宋將呂文煥來攻涪州浮橋時，紐璘部隊的疫病已是十分嚴重，士兵和戰馬都不適應當地水土，病死眾多，紐璘十分擔憂。蒙哥汗密令紐璘出擊，紐璘無奈之下發動進攻，竟然擊敗了呂文煥，俘獲宋將二人。由於疫病嚴重，部隊無法再戰，遂班師退回軍營。呂文煥在紐璘背後不斷騷擾，紐璘軍且戰且退，狼狽不堪。

進攻合州的蒙古其他部隊也在流行疫病。由於合州軍民在王堅的率領下殊死抵抗，至六月，合州仍未被蒙古軍攻破。史天澤軍自從跟了蒙哥汗入川後，一直作為主力戰鬥在第一線，合州一戰是生力軍。然由於作戰時間過長，這時已進入夏季，久旱少雨，川中奇熱難當，蒙古軍無法適應這種氣候，度日如年，「軍中大疫」。看到

部下一個又一個不支倒下，部隊減員嚴重，史天澤心中難受至極，已和眾將在商議要班師退兵了。

恰巧當時南宋政府任命呂文德為四川制置副使，文德率水軍由長江西上，順風進攻涪橋，衝過封鎖線進入重慶。隨後又率艨艟千餘艘由嘉陵江北上進援合州。蒙哥汗令史天澤將士兵分列江兩旁「注射」，史天澤還親自帶了戰船順流縱擊。經過三次戰鬥，宋軍戰敗，呂文德退回重慶，這才為蒙古軍注入了一點活力，否則仗又不勝，疫病流行，士氣低落，蒙古軍只有撤退一條路了。

軍隊會出現大疫疾，這是蒙古人始料未及的。當時軍中防疫的措施並無具體內容，但蒙古人知道喝一定數量的酒可以抵抗疫病，且在實際使用過程中確實有一定作用，所以蒙哥汗決定在部隊中推廣。

《元史·月舉連赤海牙傳》云，月舉連赤海牙隨蒙哥汗攻合州，奉命修造麴藥。麴是含有大量能發酵的活微生物或其他酶類的發酵劑，通常稱為酒母。酒麴做出後，馬上抓緊分發給士兵，目的十分明確，就是為了「以療師疫」。從後來月舉連赤海牙得到了白金五十兩的獎勵來看，他的酒麴防疫肯定是成功的。

這一方法也為後人所繼承。如世祖至元十五年（1278 年）二月，因為川蜀地區常常流行嵐瘴，就廢除了原先的酒禁令。放鬆酒禁的目的，是因為酒可以禦寒防疫。至四月，又下詔：因為天連續

下雨不停，考慮稍稍放鬆酒禁令，百姓得病身體不好者可以將酒作為飲藥，官府製造後將頒發給大家。這次的廢弛酒禁是全國範圍內的，其目的仍是為了抵禦連續下雨帶來的陰濕天氣，預防疫病的出現。

蒙古軍隊進攻四川的過程中，由於部隊內瀰漫着疫病，大大影響了戰鬥力。不久，蒙哥汗在合州釣魚山作戰中負傷死去，戰局逆轉，進攻合州、重慶的蒙古軍只得退走。疫病並不是蒙古軍失利的主要原因，但不可否認是重要因素之一。從種種跡象看，這次蒙古軍中的疫病並不僅僅是一種，紐璘軍隊冬天疫病肆虐，估計不太可能是瘧疾，而史天澤軍隊中的疫病因是在夏天流傳，猜測是瘧疾和腸道傳染病的可能性最大。

疫病拖累元軍南征

元世祖忽必烈至元十四年（1277 年），交趾王陳光昺卒，子陳日烜繼位，遣使向元朝通報繼位的消息。但陳日烜有一點做得沒有讓元朝人滿意，交趾是大元的屬國，其國王繼位需經元朝的冊立，而陳日烜沒有上報元朝中央就自立，讓元政府大為不滿。次年，元朝遣禮部尚書柴椿等持詔讓陳日烜到元大都受命。柴椿說：「汝父

受命為王，汝不請命而自立，現在又不入朝，將來朝廷加罪，你將怎麼來逃脫罪責？」元朝使者還不參加陳日烜為他們舉辦的歡迎宴會。交趾和元的關係日益緊張。

柴椿等回到京師，樞密院聽了彙報後認為應該進兵，遣官問罪，但忽必烈沒有同意。因為其時朝廷打算討伐占城，希望交趾能支援兵糧，再說陳日烜弟陳璨已經上書中央，自願納款歸降。

至元二十年（1283 年），忽必烈派其子鎮南王征討占城，元荊湖占城行省通知陳日烜要運糧支援元軍，當鎮南王路過交趾時要出來迎接。但陳日烜說其國至占城水陸交通不便，至於軍糧，只能根據自己的力量行事。

鎮南王派出的征伐占城大軍到達祿州，陳日烜以為元軍是去進攻交趾的，調兵拒守。鎮南王派人前去講清大軍是為了占城而發，但陳日烜十分擔心，決定冒險邀擊元軍。幾次接觸後，交趾軍隊失敗，元軍攻至安南城下。不久陳日烜被迫傳位於皇太子，自己逃向海邊港口。鎮南王命中書左丞、行省荊湖李恆率兵追襲，取得一些小仗的勝利。

由於其時安南天氣炎熱，已進入雨季，暴雨幾乎每天要下一場，困乏的元軍中開始出現疫病，死傷慘重。由於這次元軍準備並不充分，長期征戰在外，減員嚴重，蒙古馬不能發揮出應有的作用，被迫退兵思明州，途中還遭到交趾兵的偷襲，占城行省右丞唆

都及長期居留瘴疾地區、身體得病的李恆等都中箭毒發身亡。

這次陳日烜和元軍的交戰，使忽必烈大為惱火。至元二十三年，元軍作好充分準備，決定在疫病較少的年底正式討伐交趾。其時朝中對征討交趾有不同意見，吏部尚書劉宣憂心忡忡，對忽必烈講述了征交趾有許多不利。他說：「最近的征日本之役，就弄得老百姓愁戚不堪，官府擾攘，今春戰事剛剛停罷，江浙沿海軍民歡聲如雷。安南這個小邦國，多年以來一直向元朝稱臣，每年的貢物從未有過愆期。還不就是那些邊帥生事興兵，使得安南王逃入海島，元朝大軍討伐無功，將士傷殘。現今下令再次征戰，聽到這個命令的人無不恐懼。自古興兵，必須考慮天時，中原平地一望無垠，尚且征討還要避開盛夏季節，更不要說交廣炎瘴之地，毒氣害人，超過了兵刃。今下令諸道兵在靜江會合後進軍，等到達安南後，得疫病死亡的人肯定是一大批又一大批，這樣去出兵作戰，怎麼能夠取得勝利？」但忽必烈根本聽不進他的話。

至元二十四年（1287 年）正月，忽必烈令皇子鎮南王正式出兵，部隊有阿八赤的新附軍數千人，隨即又詔發江淮、江西、湖廣三省的蒙漢軍 7 萬人，船隻百艘，雲南兵 6000 人，海外四州黎兵 15000 人，分道以進。這年九月，阿八赤率領中衛親軍千餘人衛護鎮南王到達思明州。

交趾軍採用了阻險拒守的辦法，利用有利地形，不輕易出擊。

元朝大軍到達交州，陳日烜棄城到崇山峻嶺中躲避，交州變成了一座空城。頭腦清醒的阿八赤對鎮南王說：「敵人棄巢而藏匿在山海之間，是想待我軍疲勞後再乘機掩襲。我們的將士大多是北方人，這兒春夏之交蟲蚊飛舞，瘧疾大起，陳日烜還未抓到，我們恐怕已不能持久了。看來我們只有出兵分定其地，招降納附，不允許士兵掠奪百姓，抓緊時間逮捕陳日烜，這可以說是最好的辦法。」

陳日烜看到元朝大兵壓境，屢屢派人放出和談空氣，以此想讓元軍不要進攻得太急。而元軍許多大將都認為陳日烜在這樣艱苦的條件下肯定會受不了，馬上就要投降，竟然維修交州皇宮建築，靜等陳日烜投降。然時間在一天天過去，元軍缺乏軍糧，而陳日烜並沒有投降，糾集了部隊駐紮在竹洞、安邦海邊，使元軍處於尷尬的境地。

無奈之下，阿八赤率兵前去進攻竹洞、安邦，屢與安南兵交戰，但安南兵卻一戰就溜，元軍騎虎難下。天氣炎熱，元軍的處境與阿八赤原先的估計一模一樣，疫病開始流傳，北方士兵紛紛病倒不起，元軍進也不是，退也不是，不知該怎麼辦。

民族的仇恨緊跟着爆發出來，安南地區到處出現平民百姓的反元鬥爭，原先元軍佔據的一些關隘紛紛為當地少數民族奪回。無奈之下元軍只能班師，後軍變成前軍，且戰且退，「諸軍護皇太子出賊境」，而阿八赤中毒矢三支，不久毒發死去。這一場征討，以元軍

的大敗而結束。

後來朝廷大臣對這次戰爭進行過檢討，劉宣說：三數年間，湖廣、江西供給船隻，軍需糧運，官民大擾，廣東群盜並起，軍兵遠涉江海瘴毒之地，死傷過半。今天，用後人的眼光來審視這場戰爭，元軍失敗的原因頗多，但交趾地區的疫病流行無疑是一個極其重要的因素。無論是至元二十二年還是二十四年，元兵都在夏秋遇上了疫病。當時的人們也意識到這一問題，但限於科學知識水平的發展程度，他們仍是無法預防、避免疫病的侵襲。處於長途奔襲不利形勢下的元軍，加上疫病的打擊，這場戰爭無論如何是打不贏的。

CHAPTER 04

第 四 章
中國歷史上的鼠疫

有一種瘟疫是通過老鼠來傳染的，它的傳染力特別強、速度異乎尋常的快，得病者往往於數小時或兩三天內就會死亡，這種瘟疫就是鼠疫。薄伽丘《十日談》描繪了美麗的佛羅倫薩在 1348 年的一場鼠疫：白天也好，黑夜也好，總是有許多人倒斃在路上。許多人死在家裏，直到屍體腐爛，發出了臭味 …… 每天一到天亮，只見家家戶戶的門口都堆滿了屍體 …… 城裏死了十萬人以上。

中國歷史上的鼠疫

　　明清兩朝是疫病的高發期，每隔一至兩年就有一次疫病的發生。翻翻《明史》和《清史稿》，記錄的疫病觸目驚心。這時又出現了一些新的疫種，鼠疫是其中之一。鼠疫的出現，給社會關係和人們的心理帶來了很大的影響，把中國人推向了苦難深淵。

　　公元 6 世紀東羅馬帝國出現的「查士丁尼大鼠疫」，是人類已知的第一次鼠疫流行，君士坦丁堡死了 1 萬人以上。14 世紀，歐洲出現了前後兩年導致數千萬人死亡的黑死病。發病的人淋巴腫大，最後因毒血敗血症而死去。死了 10 萬人的佛羅倫薩，是其中的一個縮影。

　　西方資料記載，歐洲黑死病大流行，與蒙古軍隊西征有關。當時蒙古人建立的中亞韃靼國的軍隊在圍困黑海克里米亞東南的港口城市卡法，但突然一夜之間全軍撤退。本來失敗已成定局的卡法城百姓，只看到城牆外是幾萬具屍體。城內居民也害怕了，乘船往西逃，遂將鼠疫帶向了歐洲各地。至於蒙古人是怎樣染上鼠疫的，今天就沒辦法知道了。

　　歐洲黑死病之前中國是否有鼠疫，由於資料記錄上的問題，我們是沒有辦法得出肯定結論的。也許蒙古軍回撤時將鼠疫帶了回

來，所以元朝北方中國也曾發生了好幾次大疫。

鼠疫是由鼠疫桿菌所致的烈性傳染病，傳染性極強，病死率特別高。鼠疫具有自然疫源性，一般先流行於鼠類及其他嚙齒動物如旱獺等，先由野鼠傳至家鼠。病鼠死後，疫蚤另覓宿主，此時人可受其叮咬而感染。人首先呈散發性發病，繼則流行成疫。

鼠疫桿菌侵入人的皮膚之後，經淋巴管至局部淋巴結引起劇烈的炎性反應，如出血性炎症、凝固性壞死，其周圍組織也呈水腫及出血，多數淋巴結可互相融合，成為第一級原發性淋巴結炎，即稱腺鼠疫。疫病流行初期，一般以腺鼠疫為多。

如不及時治療，淋巴結中所含大量病菌及其釋出的內毒素進入血液，引起全身感染及嚴重的中毒症狀。鼠疫的基本病變是血管和淋巴管內皮細胞的損害及急性出血性、壞死性變化。全身皮膚黏膜有出血點，漿膜腔常積有血滲出液，各器官組織可有充血、水腫、出血或壞死。病菌通過血液循環進入肺組織，產生繼發性肺炎，即繼發性肺鼠疫。此時，由呼吸道排出的病菌可以通過空氣飛沫傳入他人體內引起肺炎，稱為原發性肺鼠疫，也以充血水腫、出血為主。由於可藉呼吸道飛沫傳播，可迅速造成鼠疫的大流行。即使吸入染菌灰塵也可得病，由於傳播過程特別快，鼠疫的爆發就讓人格外膽戰心驚。

腺鼠疫的潛伏期一般為 3 至 6 天，肺鼠疫為數小時至 3 天。腺鼠疫患者常在 3 至 5 天內因嚴重毒血症與心力衰竭而死亡，或在

病程中因繼發敗血症或肺炎而死,病死率可高達 50% — 90%。肺鼠疫患者起病急、高熱、虛脫等全身毒血症狀及最初有劇烈胸痛、咳嗽、咳痰,很快轉為大量泡沫樣血痰或鮮紅色血痰,內含大量鼠疫桿菌。如不及時搶救,大多會因心力衰竭、出血、休克等於兩三天內死亡,病死率可高達 70% — 100%。

這真是一種十分可怕的瘟疫!

金朝汴京大疫：可能是一場鼠疫

13 世紀初，蒙古人四方征伐，不但直接加給各地人民兵火災難，而且增多了流行病的傳播機會。金哀宗正大九年（1232 年）正月，金軍主力被消滅，蒙古軍乘勝進迫汴京城下，汴京危急。

當時城內各軍不滿 4 萬，於是金朝政府集壯丁 6 萬人，分守四城。二月，又徵募京師民兵 20 萬，分隸諸帥。守城軍民奮勇作戰，共與蒙古軍激戰 16 晝夜，迫使蒙古軍於四月停止攻城，金朝軍民同心一致，保衛了汴京。金哀宗躲過了滅國之災，為感謝老天幫忙，改元天興。

然而，汴京戰爭硝煙還未散去，一場更大的苦難悄然到來，疫病流行開來了。城內沒有得病的人很少，「萬無一二」，接着死者繼踵不絕。當時汴京共有城門 12 座，每日各門送出死屍多達兩千具，少時也有一千具。戰後的汴京衛生環境極差，城內出現饑荒，甚至有人「相食」的事件發生，援絕糧盡，即使蒙古軍不來進攻，也已經難以維持下去了。

疫病在汴京城內瘋狂流行，高峰期前後達三月之久，死掉的人難計其數。《金史》說死了 90 萬人，而貧窮者無法及時安葬的還不在這個數字內。粗粗推測，可能達百萬之多。

這是一種什麼樣的可怕傳染病？當時的人們就已在探索，名醫

李杲懷疑決不可能汴京死掉的病人都是「感風寒外傷」。他認為發病的原因「大抵人在圍中飲食不節，乃勞役所傷」。如貞祐、興定間的太原、鳳翔解圍之後，疫病流傳死亡了很多人，其流行原因恐怕都是這樣的。李杲還對當時的疫病症狀進行了記錄：「間有鼻流涕，頭痛自汗。鼻中氣短，少氣，不足以息語，則氣短而怯弱，不欲言。妨食，或食不下，或不欲食，三者互有之。」

國內一些醫史專家認為，一時能死人數十萬的流行病只有霍亂、斑疹傷寒和鼠疫三種疫病，但是霍亂與斑疹傷寒在金元時期已明確能夠診斷，所以不像是這兩種疫病，而李杲描述的發病症狀，卻與鼠疫有很多相似之處。這種劇烈的傳染病當時一般醫生並不能與傷寒區別，所以李杲認為傷寒是外感，這種傳染病是內傷。當時這種疫病的名稱也多，如大頭痛、雷頭風等，尚沒有確診辦法，但這次的疫病，可以推知確是鼠疫。

照這樣說來，中國的鼠疫發生遠在歐洲黑死病之前，一些人認為中國的鼠疫是外來的就不成立了。

也有專家不同意鼠疫的說法，認為這是一次真性傷寒的流行。因為李杲沒有提到淋巴腺腫、嘔血、皮膚出血等症狀。真性傷寒，即腸傷寒，發病率和病死率都是很高的，其特徵是全年發病，藉水或食物傳播，戰亂和災荒年間最易爆發流行。其主要症狀是全身畏寒、頭痛、乏力、發熱等，嚴重者常見神態遲鈍、表情淡漠、昏迷

等。死亡原因多是爆發性的以及並發症，如腸出血、腸穿孔、心肌炎等。汴京解圍，開封人一下子放鬆，開始大量進食。李杲所見人們的勞倦虛衰的現象，其實是傷寒病人的怠惰、淡漠表現。

死了 90 萬人，如果說全是由傷寒引起的，也多少有點難以置信。

這個至今還不明白是什麼名稱的疫病，恐怕是中國歷史上一次在一個城市中造成人口死亡最多的，可謂是空前絕後。

萬曆年間的鼠疫大流行

明朝萬曆年間，在華北地區爆發了一場特大規模的大疫，這是一次罕見的鼠疫流傳。

疫情最早出現在萬曆七年（1579 年）。這年，山西孝義縣發生大疫，死了很多人。次年，太原太谷縣、忻州、岢嵐、平定、遼州等普遍大疫。而保德州大疫，死人的靈柩被抬出城時，接踵相連，十分淒悲。從萬曆七年開始出現在山西中部地區的大疫，死亡人口很多，而且傳播範圍較廣，時間上來說一年接一年地沒有斷開。這次疫病從地域、時間上的傳播來看，與其他的傳染病有所區別，應該是一次鼠疫流傳。

這場疑似鼠疫此後從山西中部向四周不斷地擴散。萬曆八年，大同地區瘟疫大作，「十室九病，傳染者接踵而亡，數口之家，一染此疫，十有一二甚至闔門不起者」，傳染力極強，死亡率較高。萬曆十年，朔州、威遠大疫，死人太多，連弔送的人也沒有，即使還有幾個活着的，也不敢靠近喪家了。

潞安府和遼州也被傳播到了。潞安府這年的四月初一，郡城北門無故突然自己關上，老百姓害怕這是不吉利的徵兆。不久大疫流行，一些人發病時頭頸中的淋巴腫大，這種人最容易傳病給別人。由於人們認識到了這種病是要傳染的，所以病者不敢問，死者不敢弔。頭頸腫大，且有高死亡率、高傳染性，憑常識判斷應是鼠疫。

至萬曆十年（1582年），鼠疫繼續由山西中部逐漸向四周地區擴散開，聞喜縣出現大疫，而沁州「大疫流行，俗名大頭風，有一家全沒者」。大頭風很有可能就是腺鼠疫患者，是頸部或耳後淋巴腫大的特徵。

三年後，聞喜縣東鄰的垣曲縣瘟疫大行，「傳染傷人，親識不相弔問」。萬曆十四年，潞安府南鄰的澤州也傳染到了疫病。這年的澤州各縣春天不下雨，夏天又出現大旱，作物無法耕種，民間老小只能剝樹皮當飯吃。這個時候，又出現兇猛的癘疫，使得「死者相枕藉」。

潞安及澤州的疫情至萬曆十五年仍未平息，越鬧越兇。春天，

潞安疫病重燃，死人比上年更多。夏天時，長治縣也流行大疫。十六年三月，澤州繼續大疫，一些人竟全家死絕。而聞喜、垣曲的疫病繼續向四處擴散，臨津、平陸、滎河、稷山都發生大疫，「民疫死甚眾」，到了麥收時節，得病人太多，竟無法登場脫粒。

這場疫病至萬曆十六年以後，突然趨於平靜，疫病暫告一段落。

萬萬想不到的是，從萬曆三十八年（1610年）開始，山西中部又出現疫情。這年的疫病首先從陽曲縣開始。撫院魏養蒙緊急派出醫生施藥救治。

萬曆《山西通志》對太原府的疫病症狀描寫，說明這次重新發生的疫病流行肯定又是鼠疫：九月，太原府人家瘟疫大作，多生喉痹，一二日就死去，死者數量無法統計。即使經治療活下來的，都出現斑瘡退皮，得病的十家之中有八九家，十人之中有六七個，連續數月還不停止。晉府瘟疫特別嚴重，十九日夜二更，連晉王也在得瘟疫後死去。

鼠疫患者呼吸困難，氣管及支氣管黏膜極度充血，管腔內血性泡沫狀漿液性滲出，常可見泡沫血樣液自口鼻滲出，因此古書上的「喉痹」大概就是肺鼠疫的症狀，且發病一二天即死，與肺鼠疫完全相同。癒後所發斑瘡退皮，懷疑有可能一部分人得的是皮膚鼠疫。該病侵入的局部出現疼痛的紅斑點，形成水疱，其表面有黑色

痂皮,周圍有暗紅色浸潤,底部為堅硬的潰瘍。

萬曆三十九年,疫病有從山西中部向南部傳播的趨勢。這年沁州發生大疫,當地人稱為黍穀症,這明顯是淋巴結炎引起淋巴腫大的症狀。沁州鼠疫「挨門傳染」,為害深重,人見人怕。

從總體上看,萬曆七年至萬曆十六年,山西發生了特大鼠疫。由山西中部首先發生,並逐漸向四周擴散。萬曆三十八年到三十九年,山西中部又一次出現鼠疫,曾向南擴散,但傳播規模沒有超過前一次。

萬曆年間山西的鼠疫還傳到了河北地區。萬曆十年秋天,懷來縣宣府鎮的百姓有很多人頭頸腫大,一二日就死掉,當地人稱之為大頭瘟。這個毛病「起自西城」,秋天傳至本城,「巷染戶絕」。冬天這病傳到了北京,第二年又傳向南方。宣府鎮的大頭瘟也是頭頸腫大,且染疫後快速死去,這與山西的鼠疫是完全一致的。「起自西城」,應該是從西面的山西省傳過來的,然後這年冬天傳入了北京,萬曆十一年傳向南方。

同時期的通州、東安、霸州、文安、大城、保定都有疫情,得的都是大頭瘟症。傳入河北地區的鼠疫,傳染力未見減弱,同樣引起了高死亡率。有些地區死人達到總人口的一半以上,有許多是一門一門死絕的。一些州縣城內死者枕藉,因害怕傳染,即使是至親也不敢看望弔喪,誰去弔喪,馬上就會傳染得病。周圍地區聽說後

人心大亂，不知該如何是好。

著名學者曹樹基教授推測單單萬曆七年至萬曆十六年的鼠疫就引起山西、河北約數百萬人的死亡。萬曆鼠疫使山西和河北的社會經濟遭到了沉重的打擊，尤其是山西，對社會發展產生了嚴重的破壞性。一定程度而言，山西部分地區的社會進程出現了倒退的局面。

李自成將鼠疫帶進了北京嗎？

崇禎朱由檢是明朝最後一個皇帝，他統治時期的社會秩序十分混亂，自然災害不斷。崇禎年間，許多地方流行起了鼠疫，尤其是崇禎末年，各地的瘟疫是一場連一場。

華北是當時鼠疫重要的流行區。鼠疫首先零星地出現，可能仍是在山西。

崇禎六年（1633 年），山西突然很多地方出現疫情。如垣曲、陽城、沁水大疫，道殣相望，到處都是死人。高平、遼州大疫，也死了很多人。這年山西南部普遍出現旱災，而疫情主要是在山西東南地區流行。

沁州沁源縣城僅數百戶人家，但由於年歲荒饑，每斗米賣到

500 錢。夏天遭到瘟疫襲擊，死者不計其數。沁源、遼州在崇禎五年遭受戰亂，死了很多人，因而衛生條件肯定極差，所以這年的瘟疫是否一定是鼠疫，難以明白確定。

崇禎七年、八年，山西西部靠近黃河的興縣社會不安定，自然災害交加，出現了疫病。這場疫病當時稱為「天行瘟疫」，只要早晨一得病，晚上就死掉。甚至有的人在一夜之內，全家全部死盡。百姓驚恐出逃，縣城裏空蕩蕩，剩下沒幾個人。興縣的疫病與崇禎六年發生在山西東南部的疫病應當是沒有相互關連的，因為地理位置相距太遠。興縣的這場疫病從快速死亡和強烈的傳染性兩個方面看，必是肺鼠疫無疑。由於人們對萬曆年間的鼠疫有了了解，所以沒感染病菌的人全部外逃，但外逃的結果往往是將病菌帶向了異地。靠近興縣的臨晉這年也有大疫，疫病的高峰在三四月之間。

崇禎十年（1637年）以後，山西自北到南鼠疫大流行。大同瘟疫流行，連牛也會得疫病。十四年，瘟疫大作，弔問絕跡，又出現大饑荒。南部的稷山縣出現大疫後，死者相枕藉，到處都是死屍。

崇禎十六、十七兩年是山西流行鼠疫的高峰。渾源縣有得病死後滅門者，而大同府瘟疫再次興起，靈丘縣瘟疫傳染力特別強，死者過半。南部的潞安大疫，病者身上出現一個腫核，有的人吐出血痰，人們相互之間不敢弔問，有闔家死絕的，而邊上的人也不敢去替他們下葬。

河北京津地區，崇禎十三年後也是大疫流行，而且有很多肯定是鼠疫。第二年，疫情繼續發展。大名府上年的瘟疫傳染一直延及次年。春天無雨，瘟疫大流行，人死十之五六。順德府由於連年荒旱，也是瘟疫盛行，死者不可計數。這年七月疫病傳進了京師。

　　這兩年間的疫病儘管發病範圍較廣，並造成局部地區的高死亡率，但總體上說不能全部指認為是鼠疫，只能推測可能有的疫病有像鼠疫流行的跡象。

　　崇禎十六年，河北地區流行的瘟疫完全可以肯定是鼠疫。順天府通州於七月流行疫病，當時名其曰疙疸病，只要與患者在一間房子裏的人就會全部傳染，有的是闔家全部喪亡。「疙疸」就是一個個腫塊，指的是鼠疫患者的淋巴腫大。京師北部的昌平州也出現大疫，大家也稱它為疙疸病，見到這種病就會死人，甚至也有滅門者。鼠疫患者從呼吸道排出的病菌通過空氣飛沫傳入他人體內，快速引起肺炎，所以只要與鼠疫患者一接觸，馬上也會得病，且快速死亡。保定府處於京師南約 200 多里，這年府下屬縣都出現大疫，其中雄縣的瘟疫最為嚴重，人心驚畏，弔問之禮全部免除。至此，鼠疫將京師包圍了起來。

　　疫病蔓延進京師是在這年的二月，這場鼠疫流行造成了 20 多萬人的死亡。

　　有本叫《花村談往》的書記載：八月至十月，京師內外疫病

流行進入高峰。流行的病叫疙瘩病。不論貴賤長幼，得了這種病很快就會死亡，甚至一呼病名，病就來了，不留片刻，人就死去了。患者胸腹稍滿，生白毛如羊，日死人數千，很多人死了連病名都還不知道。兵科曹良直正與客人談話，舉茶打恭行禮，人站不起就死去了。兵部朱希萊拜訪客人後急急趕回家，一進室內就死去。宜興吳彥升受命為溫州通判，剛想登船去上任，一個僕人就死了，另一僕人去買棺材，很久還未回來，趕去一看，這個僕人已經死在棺材店。有同在一個旅館住宿的朋友鮑某勸吳某搬遷到另一個旅館，鮑某先背負行李到新居，吳某稍微落後一會兒趕來，就看見鮑某已死在新居裏。吳某趕忙又搬出去，等到第二天清晨，他也死去。錢晉民陪同客人飲酒，話還未說完就斷了氣，過了一會兒，他的妻子及婢女僕人等在短時間內死了 15 個人。又有兩個同伴騎着馬趕路，後面的人先說話，前面的人答了話，後面的人再說話，前面的人已經死在馬鞍上，手裏的馬鞭還在高高揚起。沿街小戶人家死的人更是無法計算，街道上已經沒有人在閒談、散步了。死的人實在太多，很多人連棺木都沒有，因為棺材店來不及趕製。根據官方計數，九扇城門抬出的死者有 20 餘萬人。

其時天津督理軍務駱養性談到京師的鼠疫時說：去年京師瘟疫大作，死亡者相互枕藉，十室九空，甚至戶丁盡絕，無人為死者入殮。他的講法和《花村談往》的記述完全相符。

與京師很近的天津也受到鼠疫的侵襲，不過已是崇禎十七年了。駱養性談到：上天將災害降臨人間，所以瘟疫流行。自八月至九月，疫病傳染到達頂峰。感染疫病者時間長的，一二天中死亡，而時間短的，早晨得病，晚上已經死了。天津城內每天就有好幾百人死亡，甚至有的全家不留一個活的。這種病一戶挨着一戶傳染，沒有一戶能倖免的。只要有一個人得了病，就會傳給全家人。這病在天津城內已經傳播了有兩個月，引起了重大喪亡，至九月達到高潮，城內外都在死人，而城中心死的更加多。現在的天津城中路途上到處都是棺材，耳朵聽到的都是哀號之聲，人們個個都悲涼惶恐。

　　崇禎十七年二月，李自成的農民起義軍攻佔了太原，遂分兵直趨北京。其時從山西到北京，鼠疫仍在興風作浪，李自成義軍穿越疫區，不感染疫病是絕不可能的。所以當時的人們在述說李自成義軍時總認為疫病是李自成帶來的，而實際上李自成義軍本身也是疫病受害者，義軍的流動作戰不過是將疫病的流傳重新激活。北京西北的宣府地區在李自成大軍經過後疫病重又活躍，有人說：「凡賊所經地方皆大疫，不經者不疫。」京師周圍的鼠疫直到清初仍未停息。順治元年（1644 年）九月，保安衛、沙城堡大疫後死絕的不下一千家。《懷來縣志》載：生員宗應祚、周證、朱家輔等都是全家因疫死絕，連雞犬都死盡。黃昏時鬼行市上，或囁語人家，突然聽

到人聲，會感到很吃驚，這真是奇災啊。

鼠疫也傳到河南地區。河南內黃縣崇禎十三年出現瘟疫，死者超過半數。第二年，中原大地疫病四起。春天時，內黃縣一帶家家遭瘟，死的人數達總人口的七分。出現了有地無人、有人無牛、土地荒蕪的慘景。偃師縣、閿鄉縣整個春天、饑荒、大疫連着來。陽武縣瘟疫興風作浪，十人之中有九人去世，一門滅絕者無數。

滎陽縣的春天大疫，家家戶戶都有死人，三月之內路上不敢有行人走動。商水縣春天出現大疫，到秋季方才停息，死者無數。起初死人還給棺入殮，後來只能買薄席一捲了之，最後因闔門皆死，竟然無一人來為死者收屍。六月盛夏，街上很少有人跡，耳朵裏聽到的只是蒼蠅嗡嗡聲而已。這些地區的疫病十分劇烈，挨家挨戶傳染，一批又一批地死人，連棺材也來不及製作，馬路上嚇得連行人也沒有，如此疫病必是鼠疫無疑。

名醫吳有性在其名著《瘟疫論》中對這場大疫有詳細記載。他記道：崇禎十四年，直隸、山東、江蘇、浙江等省從春季起即有傳染病流行，傳染性很強，常常全家傳染。病人症狀有咳血，或有淋巴腺腫，疫情十分兇險，病稍緩者早晨發病晚上死掉，病急者頃刻而亡。到了五六月間，疫勢更為猖狂。當時很多醫生認為是傷寒，但患病者的死亡速度遠非傷寒所及。人們稱這種病為「瓜囊瘟」，或「疙瘩瘟」，或「探頭瘟」，都是形容這病死亡迅速，並且說這

種病幸而不常見。

徐樹丕《識小錄》也說：起初京師有疙瘩瘟，因為病人身上一定有血塊，因而得名。甲申春，吳中又盛行此病，又叫西瓜瘟，因其一吐血一口，如西瓜瓤狀，得病後立刻就會死人。

吳江縣的肺鼠疫

明代末年，今江蘇吳江縣遭到連續兩次的大疫襲擊。

崇禎十四年（1641 年），吳江突然大疫流行。這場大疫中死去的人不計其數，死亡率之高令人驚訝。有一大戶人家，先是一人染病，但幾天裏全家數十人一一被感染，最後全部不治身死。《吳江縣志》稱：「闔門相枕藉，死無遺類者。」這種高死亡率的疫病當時人十分少見，只覺得「偶觸其氣」，必死無疑。也就是說疫病的傳染力極強，只要與病人一接觸馬上就會死人。

吳江到底流行的是什麼疫病？從上面疫病的症狀來看，與當時全國範圍內鼠疫大流行肯定存在着一定的關係。吳江流行的疫病，也很像鼠疫。鼠疫死亡率特別高，通過呼吸道就能將疾疫傳染給他人，所以「偶觸其氣」，也必會傳染上。

當時吳江有個叫王玉錫的諸生，其老師陳君山一家父子妻奴

五人一夜之間全都得病死了，親戚、鄰居害怕接觸屍體也會染病，沒有一個人敢上門探視，更不用說去替他們大殮安葬了。王玉錫毅然一人前往，並對他人說：「平日裏老師將我當作弟弟一樣看待，我怎能不顧師恩而坐視不管呢？」遂帶了幾位乞丐到老師家，將屍體一一放入棺內。陳君山家有一個在襁褓之中的小男孩，本以為得病死了，王玉錫摸摸他，還有一點點呼吸，於是抱回家給他用藥醫治，餵給他吃奶，小孩最後竟被救活，陳家保留下了一脈香火。

崇禎十七年（1644年）春，距上次鼠疫流行僅隔三年，吳江再次鼠疫大流行，得病者最主要的症狀是口中不時噴血，噴血後不久就斃命不起。吳江城內死掉的人在歷史上從未有過這麼多，甚至一條巷內的居民全部得了這種病而丟命，更不知有多少人全家死絕。從患者噴血後馬上斃命看，這是一場嚴重的肺鼠疫流行，是肺鼠疫典型的症狀。這場大疫，使吳江人驚慌不安，人們望着那些根本沒有辦法可治而一個個死去的同胞，全部嚇懵了，各家各戶能夠做的，只是哀祈鬼神保佑家人不要染上這種疫病。人們紛紛在家裏設香案，燃天燈，「演劇賽會，窮極瑰奇」，想盡一切辦法盡自己最大的力量供奉鬼神。當時吳江城人們像發狂了一樣，花費了數以萬計的錢，廟宇中吏卒全部用生人充當，不時聽到神語呵喝，空有枷鎖捶撻之聲。缺乏科學知識的人們認為只要誠心供奉祭祀鬼神，就能保佑全家人身體健康，不受鼠疫感染，所以供奉鬼神成了他們救

疫的唯一辦法。

這場大疫持續了一個多月，給吳江人民的生活帶來了災難性的破壞。疫病不僅奪走了大量吳江人的性命，而且留給了後人痛苦的回憶。

乾隆間的鼠疫：人見死鼠如見虎

乾隆末年，全國很多地方都發生疾疫，從現代醫學知識來分析，很可能是一場鼠疫的大流行。

雲南趙州發生大疫。當時有怪鼠白日竄入人家，立刻伏在地上嘔血而死，人染其氣者，沒有不立即死去的。年不滿 30 歲的十分有才氣的詩人師道南曾賦《鼠死行》一篇，描寫當時的疫情：「東死鼠，西死鼠，人見死鼠如見虎。鼠死不幾日，人死如坼堵。晝死人，莫問數，日色慘淡愁雲護。三人行未十步多，忽死二人橫截路。夜死人，不敢哭，疫鬼吐氣燈搖綠。須臾風起燈忽無，人鬼屍棺暗同屋。烏啼不斷，犬泣時聞。人含鬼色，鬼奪人神。白日逢人多是鬼，黃昏遇鬼反疑人。人死滿地人煙倒，人骨漸被風吹老。田禾無人收，官租向誰考？我欲騎天龍，上天府，呼天公，乞天母，灑天漿，散天乳，酥透九原千丈土，地下人人都活歸，黃泉化作回

春雨。」但沒過幾天，他自己也因染上疾疫而死去。

鶴慶賓川城鄉居民，常看到老鼠向人跳躍，跳罷立即死去，人便會生出紅斑塊，或者吐血痰，死亡非常快，就醫服藥都沒有任何效果。

雲南地區的疫病首先是由鼠類之間的傳染開始，再傳給人類的。這種疾疫前期似是腺鼠疫的特徵。患者口吐血痰似是肺鼠疫特徵，後期可能是腺鼠疫發展成肺鼠疫，所以死亡率特別高。這場大疫在雲南傳播範圍很廣，很多地區都有這樣的現象，死者不計其數。也有人猜測，這是一場由緬甸傳來的疫病。

1793 年春夏間，北京也發生疫病大流行。從病人就醫時的症狀看，也似是鼠疫流行。當時很多醫生全力投入搶救病人生命的行列中，但苦於不得正確方法。以張景岳法治病，十死八九；以吳又可法治之，也沒有什麼效果。

據史籍記載，北京正陽門外祁某感染上了疫病，周身斑疹，紫黑相間，六脈全伏，四肢如冰，症狀十分嚴重，是鼠疫受害者的全身中毒症狀，余霖投以大劑清瘟敗毒散，每劑石膏八兩、犀角七兩、黃連六錢，北京藥店都拒不賣藥，以為醫生誤開分量，以八錢寫八兩、六分寫六錢。結果如此連投 15 劑，竟告安全。計用石膏六斤、犀角七兩、黃連三兩。仿效余霖的方法治病者，病人都霍然而癒，因此治活的人不計其數。被治癒者家屬汪副憲、馮鴻臚都錄

方傳送，更擴大了救治範圍。余霖根據自己治癒疾疫的經驗，於次年自序刊行《疾疹一得》二卷。此書論述病源症狀，詳敘疫疾提要，示人以瘟疫病辨認方法。余霖的治療方法對撲滅當時京師疾疫起了很大作用。就連清代著名文人紀昀在《閱微草堂筆記》中也予以記述，並驚訝地評論：「不知何以取效如此。」

海島上的鼠疫

台灣一直是各種疫病比較頻繁流行的地方。1895 年，根據《馬關條約》，台灣為日本侵略者所佔有。日本人剛佔領的第二年，台灣就發生了嚴重的鼠疫。據日本學者小田俊良的觀點，鼠疫的病源是由廈門進入安平的帆船帶入的，是否確實，還有待證實。不過，這一年鼠疫的確是從安平等港口首先出現的，當時安平一地出現了鼠疫病人約四五十名。同時期的台南也有病人數十名。

出現鼠疫後，日本當局最初未加以注意。不久，鼠疫向更多的地區擴散，經淡水一直流傳至台北。日本人堀內次雄在治療過程中發現了首例鼠疫病人，他讓軍醫村上彌若把從病人腺腫液中培養出的檢體送往東京軍醫學校請求檢驗，希望有關專家能有所斷定，結果，教官岡田國太郎確認這是一種 Yersin 鼠疫桿菌，與 1894 年香

港發現的鼠疫是同一種病原體。

　　這年 11 月，鼠疫流行仍無平緩的跡象，日本侵略軍當局也缺乏有效的預防方法，不得已之下，邀請東京帝國大學教授緒方正規等來台做細菌病理和臨床研究。他們到台後，立即着手開展工作，在台北小南門外設立了鼠疫研究室，由堀內次雄協助做具體事務。在這段時間內，堀內次雄首先在死鼠體中發現了兩端濃染的桿菌，以動物實驗發現，均可使天竺鼠、老鼠感染致死。緒方正規在實驗中把從鼠屍上逃離的跳蚤集中於試管內，把這些跳蚤用東西壓潰，用來做動物接種確認實驗動物死亡，證實了在鼠體上和人類身體上的鼠疫為同一病原體，這種附在老鼠身上的吸血昆蟲跳蚤是疫病的傳播媒介。

　　通過科學實驗證實了老鼠與鼠疫之間的因果關係，並了解了鼠疫的傳染途徑後，日本侵略軍當局準備採取措施，加強滅鼠工作，希望能防止鼠疫蔓延。

　　鼠疫剛開始流傳時，得病及死者的數量並不算太多，每年僅數百人。1898 年以後，鼠疫流行出現了一個高峰，1899 年得病 2637人，死了 1995 人。1901 年，鼠疫患者全台灣已達 4499 人，同年病死的有 3673 人。由於死人實在太多，疫情受到了台灣各界的廣泛關注。1902 年，日本當局任命高木友枝出任台北醫院院長。高木來台後，立即採取措施強化防疫工作，他在民政部警察本署設防

疫課，自兼課長，同時組織臨時防疫委員會開展防疫工作，但最後效果並不顯著。

1898 年至 1909 年，是台灣鼠疫流行的最高峰。1909 年以後逐年減少，至 1917 年疫情平息。台灣的鼠疫流行共持續了 22 年之久，總患病人數達 30101 人，死了 24104 人。

在疫病流行期間，很多中國醫生主動投入到救治工作中。如台中黃玉階醫師，親自治癒鼠疫病人數百人，並設立「黑死病治療所」，受命為主任醫生，不但首倡捐款災民，而且任勞任怨，全力防治疫症的傳染。他還印刷了自己的著作《黑死病疙瘩瘟治法新編》數千冊，廣為散發，普及民間防治鼠疫的知識。黃守乾醫師應當局之聘，任傳染病院中醫部主任醫生，救活無數鼠疫患者。此外還有葉煉金等醫家，也是積極地參加救治活動。在他們的努力下，很多病人得以活命，對遏制鼠疫流行起到了重要作用。

海南島北部地區海口市、瓊山縣、儋縣、臨高縣、澄邁縣和定安縣的鼠疫流行，可以一直追溯到廣東沿海港口建立商港後，英、法帝國主義侵略者通過大炮和兵艦，從腐敗的清政府處攫取了海關的最惠特權，輸入的物資不加檢疫，以致造成鼠疫傳播有利的條件的出現。

據一些專家分析，海南島最早發生的鼠疫是 1881 年經北海、欽州、廉州、雷州半島蔓延而來的。鼠疫的傳入，給當地人民的生

活造成了深重的災難。

1882 年，儋縣首先開始發生鼠疫流行，這是海南島最早的鼠疫記錄。數年後，在瓊山縣轄治發生鼠疫流行，鹽灶、海甸等村出現嚴重疫情，共死了 9000 餘人。1894 年，海口及附近又發生鼠疫流行，定安縣也見疫情。次年春，海口等地鼠疫流行，死亡 1000 餘人。瓊山縣由於死的人實在太多，棺材店內的棺木一售而空。1900 年春季，海口及沿海各村鼠疫流行十分慘烈，有全家盡歿而無一人生存下來的。三四月間，疫病波及府城，六月始止。

這場劇烈流行的鼠疫據伍連德先生在其《鼠疫概論》中斷定，大多數是肺鼠疫患者。從發生鼠疫的時間可以推測，瓊山縣與香港、雷州半島的海防交通十分頻繁，1888 年以後，鼠疫流行最先見於停泊商船、海船的鹽灶村一帶，故鼠疫之來源很有可能與上述這些地區有關。

1904 年，澄邁縣發生鼠疫流行，前後共死了 300 多人，流行期間也同樣常見死鼠。這年儋縣再次爆發鼠疫，首先見於新鹽港新隆村，故認為是從海路傳入的可能性很大，其來源大概是越南和臨高。至第二年，鼠疫流行即遍及全縣各個墟鎮鄉村。這場大疫前後共計死亡 15000 人左右，死亡率極高。

兩個海島，幾乎在相同的時間內，發生着差不多的疫情。最為相同的是，兩地疫病都是為害劇烈，死亡率高。

同治、光緒間的鼠疫

清同治初年，雲南地區出現鼠疫大流行。

《俞曲園筆記》記載說：同治初年，滇中大亂，社會秩序不穩，到處都是被殺人的白骨，通都大邑，都成了廢墟。當時又有大疫流行，發作前，人們常會發現其家裏的老鼠無緣無故地死掉。老鼠或死在牆壁縫裏，或死在灰塵垃圾裏。最初人們沒有發現老鼠死了，但日子一長老鼠開始腐爛，人們聞到了臭味，這時人就馬上會得病。這種病得的時候很突然，人身上先是隆起一個小塊，堅硬如石頭，微微發紅，手指按按極痛。不久，人開始發熱，並胡言亂語起來。得病者有的隔一天死去，速度快的當天就會死掉。醫生們對這種病都束手無策，不知道該開具怎樣的處方。有的醫生乾脆用刀把病人隆起的肉塊割掉，但這個地方剛割罷，另一地方又隆了起來。得了這種病，千百人中只有一兩個可以活下來。疫病最初發起於農村鄉下，不久延及小鎮、城市。只要一家有病人，其左右十數家都嚇得馬上搬遷躲避，走到半路上發病死掉的人實在不少，所以即使想躲也躲不掉。這病的厲害令人心顫，有的闔門同盡，有的比戶皆空，有的一個村莊全部死光，絕無人跡。

光緒年間，鼠疫在全國呈大範圍流行的態勢。光緒十七年（1891年），廣東境內爆發鼠疫，清遠、吳川、廉江、信宜、電

白、茂名等地都死了不少人。吳川縣春天有鼠疫出現，至夏天流傳開來，城內外死亡男婦達七八百人。梅菉市一地死亡 3000 餘人。廉江縣春天大疫，城廂地區特別厲害，縣城與安鋪墟死亡 700 餘人，大路坡墟也死了 30 多人。電白縣水東墟死了 30 人，都是先鼠疫而人緊跟着，死亡的大多是小孩、婦女、工役人等。

在這之後的數年裏，鼠疫在中國東北、華北、華南、西南、西北不斷發生或流行。1893 至 1894 年間，中國雲南、廣東、海南島、香港、廈門、福州、內蒙古等地均被波及，死亡共達 10 萬人以上。

如 1901 年，瑪納斯、呼圖壁一帶的天山牧場流行鼠疫。這年的七月二十日左右，二道馬場突發怪病。起因是一個當地的牧童拾到了一隻死掉的旱獺，剝皮後第二天發病，第四天死亡。這種病遂從二道馬場的阿克毛納伊克直到呼圖壁的諸瓦勒蔓延開來，污染地區約 400 華里，前後死亡人數有 200 餘人，流行時間長達 50 多天。疫情出現後，未採取任何預防救治措施，牧民紛紛遷移外逃，疫病自然熄滅。

福建的泉州，是中國東南鼠疫流行的嚴重區域。泉州的鼠疫小流行年年有，大流行主要發生在 1901 年、1912 年等，此後仍有多次大爆發。其時一人染疫，全家老少互相傳染，接着立即擴散到一街一巷，朝病暮死，幾乎戶戶有死人。如到病家去探視，馬上會發

生交叉感染，如烈火燎原，傳播四方。東嶽山公墓每天入葬一二百具棺木，連醫生也不能倖免，全城陷於死亡的恐怖之中。當時的相公巷、南俊巷、莊府巷等街道是嚴重疫區，一旦出現疫病，地方政府不作預防，只是在巷頭攔根草繩進行封閉，並不知道該怎樣搶救，事後又不做全面消毒。面對鼠疫的猖獗，市民們只能迷信鬼神，在大疫期間搭台演戲，乞求鬼神庇佑，所起的作用很有可能是加速疫情的擴散。

1899 年刊印的《藥園隨筆》，對雲南、貴州的鼠疫進行了詳細的記載：滇、黔、兩粵前一段時間有一種疫病叫癢子症，得這種病的人十個當中痊癒的不會超過兩三個，甚至有一個家庭全部染疫死亡的。這種病民間通俗的叫法是耗子病，主要是老鼠先感染了疫病死去，人如果看到了死鼠，聞到了老鼠的臭氣就會得病，有時在房間裏並沒有死鼠也會得病，並且此病很快就流傳了開來。這種疾病的症狀，不論男女壯弱，一經發熱，就生出癢子，有時在腋下，有時在兩胯、兩腮，有時只覺得疼痛而看不到它的形狀。感染疫病後，快的一晝夜，慢的三五天就會死去。

鼠疫一再流行，使人們漸漸地開始產生了如何預防的認識。鼠疫的後果十分嚴重、可怕，如何避免、預防鼠疫就顯得特別的重要。《鼠疫抉微·避疫說》轉引清末吳子存的理論，說：避免發生鼠疫的方法：當沒有什麼事情時，要灑掃庭堂房屋，使之清潔光

明。廚房溝渠，要整理潔淨，房間窗戶，要通風透氣。凡是黑暗、潮濕之處，一定不要去居住。如果聽到近鄰有死老鼠，就要時時小心察看。埋葬死老鼠時要掩鼻轉過臉去，不能冒觸死鼠之氣。要經常用如意油擦拭鼻子，以規避邪氣的侵入。家裏的人不可在地面上坐臥，奴婢小兒平時都不要赤腳，一定要穿上鞋子，農人也要穿上草鞋，以隔斷地氣。當疫勢最最危急時，要馬上避開撤走，找個大樹下的陰涼當風之處居住。如果泛舟水上那就更好了，實在不行的話，搬到近水當風之處居住也是可以的。這些年廣東一直有鼠疫發生，雷州、廉州大疫流行了十多年，但凡是船戶及艇家，和居住在湖河邊上棚裏的漁民，竟然沒有一個人感染鼠疫，就是這個道理啊！一般來說，水面以大的江面和大的水塘為最佳。如果周圍缺乏江湖，不能靠水居住，那麼山峰頂上四面當風之處也是比較好的。居住在城市裏的人，能夠爬到城牆上避疫也是不錯的。如果實在無處可以躲避，那麼每天全家男女老少可以到屋外有樹林處高坐吹涼，到晚上回到家裏，仍然要開窗透風，而且用極其細散的沙子，在床底下鋪上厚厚的一層，最好還要將屋頂上的瓦片全部掀開，讓房子見天，這樣自然就平安了。假如躲避到其他的房子中去，必須是清涼疏爽之處，不要眾人擁雜在一起，這樣反而容易致病。倘懷疑自己感染了鼠疫，要馬上搬出家裏，到外面大樹下當風處居住，一定要高床高凳，千萬不要接近地面。如果接近地面，則很容易感

受毒氣，會加速病人死亡。吳子存揭示的上述規避鼠疫的辦法，幾乎全部符合預防醫學的要求。他既重視了對死鼠的及時處理，又提出了如何事先規避以及得病後的防治方法。

清末東三省鼠疫

　　清末，東北已經成立了初步的防疫機構，對防疫事務也有了一定的關注。如在光緒年間，防疫事宜在遼寧省城瀋陽由巡警總局兼管，局內設衛生科，掌防疫等事，有了防疫的開端。當時官立衛生院復設「防疫病院」，制定了章程，明確規定霍亂、傷寒、白喉、菌痢、天花、猩紅熱、鼠疫、麻疹等 8 種病為本院接收治療範圍。對病人入院、隔離、消毒、診視、看護、病房、藥物、食品、出院、死亡屍體處理等都作了詳細規定，其管理制度相當完善，類似今天的傳染病院。但是，沒有專門設立獨立的防疫機構，沒有採取公共的預防瘟疫流行的措施，很多計劃僅僅停留在紙面上，沒有落實在實際行動上，作為東三省政治和經濟中心的瀋陽都是這樣，何況其他地方，以致當一場世所罕見的鼠疫大流行來臨時，人們多少有點不知所措。

　　1910 年，中國東北發生鼠疫。首先在海拉爾出現，漸次向齊

齊哈爾、哈爾濱等處蔓延，不足 2 萬人的哈爾濱死了 5000 多人。次年，疫情蔓延到吉林省敦化、額木、延吉一帶，一個延吉縣死了 323 人。

疫病越過吉林，很快傳播至遼寧省，席捲了該省數十州縣。患病較重者，往往全家斃命，當時採取的辦法是將其房屋估價焚燒，去執行任務的員役兵警也相繼死亡，數月間即死亡了六七千人。

據東三省督撫錫良奏陳疫情電文所述，此次鼠疫蔓延所及達 66 處，死亡人口 4 萬餘人。另據資料說，這次東北鼠疫大流行死亡總人數約為 6 萬人。曹廷傑《防疫芻言及例言序》中說：宣統二年，黑龍省西北滿洲里地方發現疫症，有人病死。很快由鐵道線傳至哈爾濱、長春、奉天等處，又傳到了直隸、山東。報紙上所登東三省疫斃人數，自去年九月至今年二月底為止，約計報知及隱匿的人數已達 5 萬至 6 萬。

鼠疫流行猖獗之時，清政府束手無策，拿不出預防辦法，日本、俄國都欲越俎代庖，企圖把防治鼠疫的大權抓到自己的手中，其理由是說中國沒有擔得起這種重任的人才，並不時用出種種威嚇的言辭。俄國甚至欲趁機進兵，所以民政部特電東三省總督，加派兵巡，切實查驗，免貽口實。

這個時候，清政府外務部官員施肇基舉薦了不久前剛從海外歸國就任軍醫學校會辦的伍連德醫師，電邀他到京就任總醫官，主

持東北鼠疫防治工作重任。兩日內，伍連德帶了學生多名，廣購藥物，即啟程至哈爾濱。伍氏為控制鼠疫沿交通線蔓延，提出加強鐵路檢疫，有效地切斷了鼠疫的蔓延途徑。又建議並增設了防疫的組織機構和制定了防疫條例，設立除穢所、化驗室、養病院等，以便從根本上控制疫情的發生和擴大。

鼠疫出現後，清政府下令各處嚴防，毋令傳染關內，並讓外務部、民政部、郵政部隨時會商，認真籌辦，切實稽查，不要疏忽。由於採取的防疫措施及時得當，數月間東北三省內的鼠疫蔓延得到了控制。

因東北鼠疫大流行所造成的損失十分慘重，為了防止鼠疫捲土重來，1912 年，經伍連德倡議，在哈爾濱成立了東三省防疫事務管理總處，並由伍氏本人任處長，在滿洲里、哈爾濱、拉哈蘇蘇、三姓、大里河等處設立隔離醫院。不久，又在安東、海拉爾、齊齊哈爾設立防疫處，後更在天津、北京設立了兩所傳染病院。這一切措施，為以後發生在東北及中國其他地區的鼠疫得到控制提供了基礎條件。

CHAPTER 05

第 五 章
皇帝與天花

這是一種古老的疫病，它在中國流
行，傷害性命。有人猜測這種疫病是
東漢時從南方傳入中國的。清代的
皇帝們，與這種疫病結上了解不開的
緣，有的是禍，有的是因禍而福。皇
位的換來換去，與天花扯上了關係。

皇帝與天花

　　天花在中國最早的記載，見於晉朝葛洪的《肘後備急方》。他認為天花是一種流行病，稱它為「天行發斑瘡」。這種瘡發於人的頭面及身體，不好好進行治療，嚴重者數日後必死。這是第一次準確而詳細地描述了天花症狀，並提出了治療的方法。

　　隋唐時期，人們稱天花為豌豆瘡，已有了許多種治法，王燾《外台秘要》更是搜羅百家治療方劑達 12 種之多。至宋朝的醫書中，天花才被稱為豆瘡，後改豆為痘。南宋名醫陳文中《小兒痘疹方論》，始把這一疫病看作是小兒病。他認為胎毒是得病的一大原因，主張用熱藥治療，用溫藥托裏疏通。同時代的董汲認為這種傳染病的護理原則是不能與雜人接觸，病未癒之前不能吹風。如果能吃點食物，可不時給他少許葡萄，因為能利小便。

　　今天我們說的天花，是天花病毒所引起的烈性傳染病。其主要表現為嚴重的病毒血症，皮膚成批循序出現斑疹、丘疹、疱疹、膿疱，最後結痂、脫痂、遺留痘疤。此病傳染性極強，易導致大流行、病情重、病死率極高。

　　至明代，此病流行比比皆是，已經成為一種極為普通又極為殘酷的常見病。由於普通，很多文獻都沒有系統描述天花全國性流行

的情況，但卻在很多相關文字裏又透露出了它大面積流行的跡象。

如武進縣醫生丁煥善治痘症，由於痘症盛行，丁煥一日診視常常超過百家。出診回到家，填街滿戶盡是來取藥的人。雖然有不少是危急病人，但服了他的藥後，都有很大效果。

萬全曾在《痘疹世醫心法》上記載：「嘉靖十三年春，痘毒流行，病死者什八九。」至次年春，痘症仍在流傳。

由於痘症的大面積流行，而且死亡率又極高，引起了眾多醫家的關注，他們根據自己的醫療實踐，提出了很多治療的方法。

東北地區原先是沒有天花的，隨着與漢人的接觸，特別是清人入關後，滿漢兩族人民交叉居住在一起，天花與清朝皇帝結下了不解之緣。

皇太極畏懼天花

中國人一直對天花十分恐懼，這主要是這種因病毒引起的接觸性傳染病，患病嚴重的常會引起膿毒敗血症而在數日內導致死亡，輕者痘潰破結痂脫落後，往往留有疤痕而形成麻臉，然而人們一直沒有發現特效藥來治療這種疾病。

一般來說，滿族居住、生活在東北地區，氣候較為寒冷乾燥，加之其生活方式以遊牧、狩獵為主，因此人體自然免疫抵抗能力較強，且病毒不易流行傳染。但隨着部眾南移，入居中原濕潤溫和地區，和漢人接觸多起來，天花就廣泛地在滿族中傳染，甚至造成死亡。滿族人對天花的恐慌和畏懼，甚至會引起社會的動盪，這主要發生在最初的移居以及和漢人接觸後的不適應時期，其時天花出現了致命的流行。

自 1616 年努爾哈赤稱汗建立後金後，女真勢力佈及整個東北，從一個山區狩獵採捕生活的民族一變而成了進行農耕生產的民族，文獻中並未提及天花對當時社會有什麼影響，但天花肯定已被女真人所認識。

1627 年皇太極繼承父位後，發動了對義州（今遼寧義縣）的進攻，前線的將領要求皇太極增派蒙古軍，並建議不要派沒有出痘者前來，否則軍隊中都要得痘症的。皇太極同意了前線將領的建

議，並對諸將說：「如果碰到痘症流行，令我軍未出痘的貝勒及蒙古沒有出痘的貝勒全部撤回，這樣可以嗎？如果沒有多大妨礙，就留在部隊裏繼續作戰，這件事你們看着辦好了。如果命令沒有出痘的蒙古諸貝勒回去時，他帶的隨從也要酌量讓其回去。」從這段材料來看，後金天花受害者似乎已經有很多人，肯定是吃了天花多次的虧後，他們對天花的流行才會有擔心和懼怕，而且天花對後金的軍事活動已起到了一定的抑制。

入關前的滿族人對天花一直沒有有效的免疫和治療手段，他們採用最多的方法是隔離。1628 年，遼寧天花大流行，遍及範圍十分廣泛，後金派往朝鮮的使臣甚至向朝鮮國王提出，由於朝鮮也流行痘症，他們只能繞道而行，而且應該「移置痘疫者」，即把感染天花的人安置到專門一個地方，免得別人傳染上。1631 年開始，後金又一次大範圍地流傳天花，造成了「國人多出痘」的局面，使政府的一些常規活動不得不被迫停止。

這年初，皇太極宴請蒙古前來朝貢的王公額駙，並贈賜了大量的物品。但稍後他聽到了蒙古人中有人出痘的消息，嚇得要命，竟然不敢出宮送行，只好取消了送行儀式。更為令人驚訝的是，在第二年底，時為四大貝勒之一的莽古爾泰得天花病後去世。這位貝勒是皇太極的親哥哥，在當時是一個炙手可熱的人物，但皇太極只是草草地看了一下死者，連葬禮、祭壇等活動都未參加，因為他害怕

染上病毒。後金人對天花的防範主要採取這種深居簡出、減少集會活動的消極預防方法，但減少接觸，的確可以使自己減少染上疫病的可能。

此外，對一些年紀較小的兒童和少年，後金還設置專門的被稱為「避痘所」的「忌地」，加以人為的強行隔離。

入關前的滿族對天花已經產生了畏懼心理，但又無法治癒這種可怕的疫病。

順治帝是怎麼死的？

清軍入關前，努爾哈赤為暫緩滿漢民族矛盾，曾在遼東實行民族「分屯別居」政策，以使滿漢互不相擾。入關以後，順治帝對這條政策進行了繼承，在北京某地實行滿漢強行隔離和遷居。順治五年（1648年）八月，政府下令北京城內「除八旗、投充漢人不令遷移外，凡是漢族官員及商人百姓等，全部遷徙到南城居住。他們原來的住房是拆去另外蓋造，還是貿賣拿錢，各從其便」。時間下限規定到第二年的年底為止。這一措施的實施，除了為達到「滿漢各安，不相擾害，實為永便」的目的外，更重要的是滿洲貴族懼怕天花傳染所採取的隔離政策。

然而，清軍入關後由於是向南遷移，環境發生較大變化，氣候更為濕潤，因而大多水土不服，加上和漢人接觸後，交相傳染疫病的機會增多，得天花的人與日俱增。順治二年（1645 年），京城有很多人出痘，為防止傳染，順治帝頒敕旨云：凡是民間出痘的人，馬上把他們驅逐到城外四十里遠的地方。被驅逐出去的當然主要是漢人天花患者，順治以為這樣就能切斷傳染源。

　　當時在漢人居住區南城巡視的監察御史趙開心上奏說：患痘者遭逐已可悲可憐，且有關部門執行的時候有很多失誤，有的人身體剛剛發熱、以及身上生疥癬等瘡的人，全部一概被驅逐出去，甚至是嬰兒得了天花，被搶過去全部擲掉，一時間在漢人中間造成了人心惶惶的局面。這說明了滿族人對天花過分緊張，因而神經質地對漢人十分懷疑，在具體處置上確有很多地方不太適當。

　　趙開心談到了漢人被驅逐後的慘景，說：貧苦小民，移出城外，沒有住的地方，也沒有東西可吃，於是將弱子稚女拋棄道旁。他建議朝廷對這項政策要進行修正：請今後凡是出痘的人家，一定要痘症已見，才令出城。有男女拋棄小孩的，交有關管理部門，嚴加譴責懲治。在城外四十里的地方，東西南北各選定一個村莊，令出痘的人聚集居住，不應該讓他們有露宿游離之苦。他認為：剛開始建立制度，一件事情的好壞得失，關係到天下萬世之利害，希望皇帝能早日答覆我的奏疏。他的意見朝廷後來同意了，並命工部擇

定村落，具體承辦。

對這一次的天花傳染，清人其他史書也有描述。談遷《北遊錄‧紀聞下》云：滿洲人原本是不出痘疹的。自從進入長安後，經常出疹而且很危險，遂說這是漢人傳染給他們的。於是民間只要聽說誰得了痘疹，立刻被逐出都城 20 里。然而都城外面都是滿洲人的賜莊，那些貧窮百姓可以到哪裏去呢？經常見到一些人含淚將自己的小孩拋棄在道路的邊上。有的人捨不得自己的房子，不想一個人住到外面，結果害死了自己的子女。清政府驅逐漢人 40 里的政策實際上並不見效果，至年底天花傳染加劇，染疫人數迅速增加，清政府只能更加厲害地驅逐漢人。後來將漢人遷移至南城的政策，僅僅是隔離天花患者政策的進一步調整而已。

順治初期，多爾袞獨掌朝中大政，因此隔離政策其實是多爾袞一手策劃的。當時的形勢十分危急，所以他讓順治帝到塞外去避痘。多爾袞設置了專門官員負責治療天花，這個官員叫「查痘章京」，主管旗人痘疹及北京內城百姓痘疹和將他們遷移出城的事情，過了很久這事才安定下來。就是說，如果滿族人得了天花，也要被遷出城外的。

早在入關時，天花就被多爾袞當作消滅不同勢力的武器在運用。豪格是皇太極長子，富有智謀，在清開國之際建有佐命創業之功。皇太極死，多爾袞提議立皇九子福臨為帝，豪格對他恨之入

骨。順治元年，多爾袞派豪格出征，豪格大發牢騷說：「我沒有出過痘，這次出征，讓我同往，難道不是故意想致我於死嗎？」他的意思是你多爾袞分明是想讓我豪格去感染天花。而多爾袞制裁豪格十分理直氣壯，認為他為了自己不被天花感染而置國家利益於不顧，不久就對豪格下了毒手。

順治十年（1653 年），又一輪天花流行高峰出現。這年十月，在西南征伐南明政權及大西義軍餘部李定國的戰鬥中，定遠大將軍、敬謹親王尼堪戰死，屍體運至京師，順治想親自去弔唁，但朝廷諸王大臣認為西南地區天花流行，力諫乃止。

順治十二年（1655 年）春天，朝廷繼續採用驅逐天花病人出京師的政策來隔離疫源。但到年底，天花傳進宮內，順治帝還很年輕，沒有出過痘，所以嚇得躲到了京城南 20 里的南海子。天冷需取暖，惜薪司每天送炭到南海子。十二月，命惜薪司辦公用房周圍 50 丈方圓內，凡是居人臉上發光的，無論男女老小，全部要驅逐出去。在這次天花流行中，滿洲大臣只要家裏有子女出痘，就不准到朝廷中值日上班。而漢人被驅逐到城南後，仍是疫病泛濫，生活動盪不安。

順治十八年（1661 年）正月初二日，京城沉浸在春節的歡慶氣氛中，這天順治帝前往憫忠寺觀看他親信太監吳良輔的削髮出家儀式。下午回宮後，順治帝覺得十分煩躁，伴有高燒，遂臥病在床，實際上已感染了天花病毒。宮女、太監們奉命撤去剛剛掛上的

門神、對聯、彩燈、彩帶。正月初四日,「傳諭民間毋炒豆,毋燃燈,毋潑水」,外界官民始知順治帝得了天花。

初六日,順治帝感到自己活不長了,急命太監傳諭大學士麻勒吉、學士王熙快速到養心殿記錄遺囑。王熙等垂淚從命,在床前草就遺詔第一段,見順治已累得疲憊不堪,奏請皇帝暫歇,待他們擬就之後,再請皇帝御覽。之後二人趕緊到乾清宮西朝房連夜起草遺詔,然後又趕到養心殿呈皇帝過目。順治帝勉強掙扎着將遺詔修改了三遍,直到次日才定稿。初七日,順治病情更重。傍晚,下詔釋放刑部大獄關的罪犯。半夜裏,聖駕賓天,24歲的順治帝崩逝於養心殿。天花奪去了一位正值春秋鼎盛年的皇帝的性命。

由於順治帝年紀很輕,且得天花後發病極快,僅病五天就不治身亡,所以在民間出現了種種謠言和猜疑,甚至故意渲染他平時的好佛,把他說成到五台山「出家」了。至今有的史學家認為這仍是一椿清初疑案,且電視、電影故意把這段史實弄得十分玄虛,以致人們通常認為順治帝後來成了五台山的一位高僧。

康熙因天花得皇位

康熙被立為皇帝,完全與天花有關。

順治得天花死後，給清初的政治帶來了重大影響。皇帝死了，接下來哪個人繼位？滿族在皇位繼承的制度上當時還沒有嫡庶長幼制。順治帝共有 8 個兒子，其中 4 個早已夭折，剩下的也都年歲幼小。最大的是次子福全，時年 9 歲，三子玄燁時年 8 歲。順治帝生前在繼承人選上並沒有一定的意向，但最後在選擇誰的爭論中，皇太后、順治帝的母親博爾濟吉特氏選擇了玄燁。玄燁的被立，儘管與他自小表現出的品質和靈敏聰穎有關，但這並不是主要的，最為重要的原因是與天花有關。

　　玄燁出生於順治十一年（1654 年），當時北京城內天花泛濫成災，滿族王公親貴嚇得到處躲藏，連皇帝也不例外。為了避痘，出生不久的玄燁在內務府正白旗漢軍包衣曹璽之妻孫氏的攜帶下前往皇宮西華門稍北的一座府第居住。孫氏是玄燁的保姆，就是後來寫《紅樓夢》的曹雪芹的曾祖母，數十年後的康熙對這一段經歷仍記得十分清晰。康熙六十年曾頒諭說：今王大臣等，因為朕已經御極六十年，奏請慶賀，這是很符合禮儀的。想當初世祖章皇帝，因為我幼年時沒有出痘，所以下令保姆護視我到紫禁城外，父母膝下，未得一日承歡，這是我六十年來最感到遺憾的地方。

　　不過玄燁在這場天花流行中仍然未能倖免，還是被感染了。但得病後，在孫氏精心照料之下，不久即痊癒回宮。康熙自小就在祖母博爾濟吉特氏的照料下成長，所以他的祖母尤其喜歡他。

被立為帝，完全與康熙得過天花有關。當時倍受順治帝信任，並被他稱為「瑪法」的欽天監監正、德國傳教士湯若望認為：應立已出過天花的玄燁為繼承人，因他對天花已有終身免疫力，可免其再遭不幸。這一點，在順治帝臨死前得到了首肯，而這種講法，博爾濟吉特氏也十分贊同，所以得過天花成了玄燁登上帝位的重要條件，而福全卻沒有得過天花。

得過天花的康熙皇帝，臉上留下了痘痕，見過他的法國傳教士白晉後來在給法王路易十四的報告中對康熙的長相有過詳細描寫，說他「威武雄壯，身材勻稱，比普通人略高，五官端正」，「鼻尖稍圓，略帶鷹鈎狀，雖然臉上有天花留下的痕跡，但並不影響他英俊的外表」。《俄國使團使華筆記》中有荷蘭人伊茲勃蘭特‧伊台斯對康熙容貌的描述，也說康熙臉上有麻點：康熙與其同時代人路易十四一樣，臉上有麻子。選擇康熙作為他死於天花的父親順治皇帝的繼承人，部分原因是康熙已生過天花，故可望長壽。

康熙前期，天花作為一種傳染病仍對清朝的政治有着一定的影響。如蒙古人一直作為滿族的同盟軍，清朝對蒙古王公貴族採取優撫拉攏的綏靖政策，甚至以聯姻來加強關係，而蒙古王公的每年進京朝覲制度也是這種政策的一部分。蒙古王公本來以進京朝覲作為對自己地位重要的承認而十分願意每年到京師來，再說每次到京，清政府都有大量的賞賜，他們覺得十分有吸引力，但這種流動卻使

清人和蒙古人都害怕會帶來天花。隨着北京天花一再流行，蒙古人甚至對進京感到害怕。康熙二十年（1681年），康熙出喜峰口北上巡視，選擇長城外的河北圍場縣，設置了木蘭圍場，其目的是「習武綏遠」，這樣蒙古王公貴族可以不到京師就能得到清帝的賞賜，而清朝也可以在這裏和蒙古人加強感情聯繫，穩定北方邊疆。

康熙時期，皇宮中仍屢有天花出現。康熙十四年二月二十四日，皇長子允禔出痘。在這之前，康熙一共生有子女14人，存活者僅7人，其中3名卒於5歲之內，所以他對此事特別重視，自二月二十五日出痘至三月初三日，各衙門奏章俱命送內閣。這年清明祭孝誠仁皇后，因適逢皇太子允礽出痘，為求吉利，皇家成員與三品官以上僅素服陪祭，停止舉哀。

有鑒於喪父之痛、自身出痘之險苦和避免年幼的皇室成員經歷自然出痘，在允礽出痘之際，康熙遂毅然決定在宮中推行種痘術，由於太醫院的痘疹專科醫生人數太少，在考選痘醫進宮佈痘時，同時詔求草澤醫士入宮服務，其中醫官甄國鼐和候選知縣傅為格就是在為皇太子允礽治痘一事中出過大力的。

康熙十七年十一月二十六日至十二月初九日，允礽痊癒後，康熙諭禮部，挑選吉日遣官致祭圜丘、方澤、太廟、社稷，行告謝禮。同時，康熙也下令吏部，將調理皇太子出痘的醫官甄國鼐與候選知縣傅為格升職，以示加恩。十二月二十六日，以皇太子出痘，

頒詔天下。

值得一提的是傅為格。他曾向江西王唐二先生學習種痘術，並遊都十餘年，為諸王公大人子弟種痘，聲譽傳遍大內，以至應詔入宮為皇太子允礽治痘。康熙十九年十二月，康熙下詔：武昌府通判傅為格擅長為小兒種痘，以前皇太子喜事（即出天花），令診視療治，結果痊癒。今宮中小阿哥等欲種痘的，全部到他那裏去種。傅為格奉詔後，即入宮種痘。

康熙二十年秋天，康熙命內務府廣儲司郎中徐延弼至江西求痘醫，當時督糧道參政李月桂以朱純嘏應詔，隨即承命選種試苗，次第奏效，遂奉旨入大內為皇室子孫種痘。由於朱氏種痘的效果良好，次年康熙遂派他遠赴蒙古科爾沁與鄂爾多斯等地，為蒙右親貴治痘。同朱純嘏一起奉詔進京師種痘的還有陳添祥等人。

康熙不但在宮內採用種痘術，而且自己留心醫籍，特別是有關痘疹的內容。康熙二十四年，康熙下諭太醫院官，提及他在研究經史之餘，同時也閱讀《黃帝內經》，遂對民生疾苦十分留意。然而他有感於歷代醫家雖多著述，但各執己見，對於痘疹諸書，未能精思竭論，遂命太醫博採群書定為一篇。

康熙對痘的關注已到了十分重視的地步，有一則記錄可以說明此事。康熙巡視吉林烏喇的時候，當地的滿族正流行天花，康熙不但親往探望患病者，留下草藥，並要求出花者及其家掛起紅布，以

資辨認，防止痘症蔓延，同時還獎勵行醫救人的漢族郎中。

由於採用種痘術取得了一定的效果，康熙再次詔選醫生前往邊外四十九旗及喀爾喀諸部種痘。他在《庭訓格言》中曾對此事作過敘述：「朕得種痘方法，各位子女及你們的子女，都因為種痘後一點也不礙事。現今邊外四十九旗及喀爾喀諸藩，全部命令種痘，所有種痘的人全部痊癒了。……保全這千萬人的生命，難道這是偶然所為嗎？」此後，太醫院設有種痘醫生，正式成為清朝廷的制度。

康熙在宮中推行種痘術，當然是為了維護其政權的穩定，避免皇室成員感染天花致死，但其效果是有限的，因為這些種痘術還未向全國推廣。雍正三年（1725年），滿洲、蒙古等族仍有許多人為出痘而丟掉性命，其原因是「此也無力種痘之故」，為此雍正下詔說，這些部族的官員弟子如需要種痘，可告訴太醫院，太醫院會派種痘醫生前去的。

乾隆禪位給嘉慶後，於這年五月下詔，蒙古額魯特王公如果出痘者，就不要來京城，今後可從草原上直接前往熱河覲見皇帝。嘉慶四年（1799年），太上皇乾隆駕崩，嘉慶皇帝對用事已久的權臣和珅恨之入骨，立即授意給事中王念孫上奏彈劾其眾多不法行為，命王大臣會審。不久，嘉慶頒詔宣佈和珅罪狀，其中罪狀的第十條說：「乾隆讓位後，我下諭蒙古王公沒有出痘者就不要來北京，而和珅擅改我的命令，對蒙古人說已經出痘和沒有出痘者都不要來京。」

天花竟然和清朝皇宮的政治鬥爭緊密連在一起。

清廷中，天花仍常出現，乾隆第七子哲親王永琮，與端慧太子同為嫡子。端慧太子死後，高宗有意要把他立為太子，但永琮於乾隆十二年（1747年）十二月「以痘殤」，年僅2歲。乾隆皇帝悲泣道：「先朝還沒有以皇后正嫡子來繼承大統的，我想我可以做先人沒有能夠做的事情，得到先人不能獲得的幸福，但卻沒有做到，這難道是我的過錯嗎？」

道光皇帝時，其三公主與七公主等也因出痘而死亡。

由於種痘術的逐漸普及，以及醫家在治痘過程中積累了很多有效經驗，不少患痘者經救治後，保住了生命。在清代文獻中，保留了很多醫家治療天花的醫案，也說明了天花的泛濫。

清代乾隆年間，天花流傳開來，醫生葉天士醫術神通，醫名威振大江南北，而且對治痘頗有研究，他常說的一句話為「痘無死證」，而其治痘方法也常令人匪夷所思。

有一次，葉天士坐着轎子在鄉村裏行走，恰巧遇到一位正在採桑葉的少婦。葉天士端詳了一下少婦的臉色，就悄悄地吩咐轎夫偷偷地從背後去摟抱住少婦。少婦為轎夫的「非禮」勃然大怒，邊掙扎邊大罵，少婦的丈夫也衝上來扭住轎夫，大打出手。葉天士走上前去制止，並解釋道：「這個女人即將出痘，其痘症已在皮膜間，因火太盛閉住了，不能發出來。剛才我設此法刺激她發了大怒，今

夜，她的痘症就可以發出來。否則，她的性命就危險了。」到了晚上，此少婦果然發了痘症，因此保全了生命。

類似這樣的醫案還有很多，散見於各省府縣志及文人的各種筆記文集，可見痘疹的流行已經泛濫成災，人們對其傳染性十分警惕。很多孩子患痘後，一般不再互相串門，以防傳染他人。因為缺乏根除的辦法，很多醫家在治痘時僅僅是「促痘發出」，有的還採取了一些比較離奇的土辦法，何況很多病人家庭還缺乏就醫的經濟能力，所以一旦患病以後，很多人還是只能靠天命與運氣，病死率是相當高的。

同治皇帝的脈案

清朝同治皇帝，慈禧太后的兒子，1875 年 1 月駕崩。同治死因，各書記述有好幾種，其中最主要的是性病說和天花說。

同治得性病說，流傳頗廣，《清朝野史大觀》敘述得十分詳細。書中說同治帝十分敬愛端莊貞靜的阿魯特皇后，但慈禧太后淫威濫施，同治帝和皇后不能款洽相親。慈禧又強迫同治帝去愛不想愛的妃子，遂盡失情愛之樂。於是出外縱情淫樂。但他生怕被臣下撞見，不敢去外城著名的妓院，只敢帶了一兩個小太監在內城與私

底下賣淫的女子取樂。時間一長，就感染了梅毒。

　　開始同治帝並沒有在意，但後來病症發到了臉上，繼而又發到背部，召太醫來診治，太醫一看，大驚失色，知道這是淫亂所致，但又不敢說出來，反而去請示慈禧，詢問是什麼疾病。慈禧下旨道：「恐怕是屬於天花。」太醫就拿治痘症的藥來醫治，自然這樣的藥是不見任何效果的。同治帝得病後內心十分急躁，厲聲大罵御醫：「我得的不是天花病，為什麼要當作天花來治療？」太醫奏道：「這是太后的旨意呀！」同治帝這才不說話，而內心咬牙切齒地發恨。臨死前的幾天，同治帝的頭髮全部脫落，下陰部潰爛，發出極其難聞的臭味，據說潰爛處有洞，能看得見腰腎。該書作者悲歎道：「可歎，自古中國之帝王因酒色而致夭亡者不知凡幾，然未有死於淫創者，只有法國弗朗西斯一世也患淫創而死，可謂無獨有偶矣！」

　　儘管這種說法為許多人津津樂道，但畢竟是逸聞傳說，且沒有正式的檔案或史料佐證，因而其真實性令人懷疑。相反當時的官方典籍及其後的正史均說同治帝死於天花。而且人們在清代檔案中發現了記載同治帝脈案的《萬歲爺天花喜進藥用藥底簿》，它比較詳細地記錄了自同治十三年十月三十日下午同治帝得病，召御醫李德立等入宮請脈，直至十二月初五日夜病死，前後 37 天的脈案，完全可以證明同治帝是因患天花而死的。這本脈案是敬事房太監根據

當時的御醫每天請脈記錄和所開的方子，謄抄彙輯成冊的。它是我們今天得以分析研究同治帝究竟死於何病的第一手寶貴資料。

同治帝得病是在 1874 年的十月三十日下午。這天，太醫院院判李德立和御醫莊守知診斷的情況是：「係風瘟閉束，陰氣不足，不能外透之症，以致發熱頭眩，胸滿煩悶，身酸腿軟，皮膚發出疹形未透，有時氣堵作厥。」御醫的判斷十分明確，認為是感染了時行疫毒所致，所以讓同治服用益陰清解飲，時行避風調理。第二天早上，藥見效，疹形透出，已能看出其中夾雜着瘟症。這天同治帝的症狀是「咽喉乾痛，胸滿作嘔，頭眩身熱，氣顫譫言」，御醫遂用清解利咽湯調理。

在御醫們兩天的精心醫治下，痘粒很快開始表發。然由於瘟熱病毒強烈，頭部、頸部的痘粒發得十分稠密，而且令醫家最擔心的是，痘粒顏色變得發紫。出痘時，如果痘粒出得稀疏不齊，灌漿頂平或塌陷，並呈紫色，這是逆痘的信號，很有可能有生命危險，而同治的天花實際上就是如此，所以御醫記道：「症界於險。」

十一月初八日，同治「微感風涼」，本來就虛弱的體質使天花向逆險方向發展，「浸漿皮皺，似有停漿不靨之勢」，這為痘毒向人體各種器官和神經系統襲擊創造了有利的條件。

十一月十九日起，同治的病情急劇惡化。此後的十多天，是他最痛苦難忍的日子。痘毒潛入各部器官後全面發作，痘後出現多處

癘毒，並發生潰爛，腰間的潰爛幾乎像一個洞，膿血不斷地流出。全身的痘癘發出鑽心般的疼痛，面頰腫硬，口噴臭氣，胸滿脅脹，大便腥臭。這時的御醫已知道皇帝是難有生機了，只能臥以待斃。

從脈案記載來看，集中暴發的大潰爛十分劇烈、快速，到了令人驚異的地步。二十二日，腰部潰爛繼續外，其他部位的痘癘也出現潰破流膿。第二天，臀肉左右又出現兩處潰孔流汁。二十七日，「腰腎瘡口微大，漿汁未減，氣穢如昨」，御醫們試着用「外用熨洗」治療。二十八日，御醫們的努力並不見效，「腰間潰處如碗，其口在邊上，揭膏藥則汁如箭激」。這時的同治已到了神志恍惚、麻木不仁的地步，神經系統遭到了大破壞。

十二月初三日，出現了致命的走馬牙疳，同治「面頰紅腫見消，各處潰膿尚可」。初四日，「上唇腫木，腮紫黑腫硬處敷藥，屢揭傷皮不能作膿，時流血水」。御醫們儘管仍在竭力調理，但已沒有什麼效果而言。

十二月初五日，同治走完了人生的最後一天，「皇上脈息弦數無力，毒火凝結，神氣日耗」，到酉時，「六脈已絕」，「元氣脫敗」，醫生用高麗參等煎成的生脈飲倒到他的嘴裏，也已無法下嚥了。同治駕崩，命歸黃泉了。

除脈案外，談到同治得天花比較詳細的資料還有《翁同龢日記》。十一月初九日，翁同龢和御前軍機大臣們清楚地看到皇帝的

頭、面上都是灌漿飽滿的痘粒，同治還舉起胳膊讓大臣看他出的痘粒十分齊足。翁同龢的日記，是私人所記述的當天活動的流水賬，應是可信無疑的。另外，將同治帝從發病至死的 37 天脈案逐日與《翁同龢日記》核對，兩者所記之病情診斷、開方用藥也基本上是一致的。而且他還把從當時的一些大臣、太監那裏聽到的內容也記了下來，十分具體生動，說的都是同治天花的發生和發展，根本沒有談到梅毒。

天花是滿族常患的一種傳染病，所以他們並不隱諱這種事實，而梅毒是一種兩性交媾後的性傳染病，名聲不好，因此有些人就憑主觀猜測皇室是隱晦了同治的得病真相。加上梅毒和天花病症有些地方比較相像，梅毒患者一般先在外生殖器部位出現硬下疳，約兩個月後全身皮膚發疹，並且和天花一樣，都有膿潰爛症相，所以野史筆記者道聽途說，認為同治皇帝淫慾過度，得梅毒是十分自然的事情。

第 六 章
令人戰慄的麻風與霍亂

有的疫病，只要一談到病名就會令人不寒而慄，麻風和霍亂就是這樣的兩種。得了麻風病，會毀人容貌，影響人的一生，一些人連嫁娶都會發生困難。霍亂肆虐，短時期內會大量奪人性命，傳染力極強。這兩種疫病，雖不會產生完全一樣的結果，但帶給人們相同的苦難。

令人戰慄的麻風與霍亂

麻風病是一種慢性傳染病。它是麻風桿菌侵入人的表淺神經，致感覺麻木，面部呈獅面之相，鼻樑坍塌，皮膚潰瘍、結節，鬍鬚眉毛脫落，使人狀貌醜陋不堪。嚴重者會侵犯神經系統及內臟，成為不治之症。麻風病有瘤型和結核型等，潛伏期和發病期都很長。

麻風病的傳染性雖不是特別強，但傳染上後，痛苦將陪伴一生。古代人認為麻風病人的大麻臉還會遺傳，所以男子一旦得病，就很少有女子肯嫁給他。

霍亂病名，中國古代就有，一般指以嘔吐和腹瀉為主要病症的疾病，用今天的眼光來看，大多是腸胃道急性感染類的炎症。但古代醫家所指的霍亂中也有一部分可能是後代所指的真性霍亂。張仲景的《傷寒雜病論》中就有人得了霍亂後會頭痛發熱嘔吐，身體感到疼痛難受。葛洪提到有的霍亂患者有兩臂、腳和胸脅轉筋等症狀，是十分危險的一種疾病。

一般認為霍亂是一種流行性疫病，傳染的途徑是水源被污染，當人們喝了受污染的水後就會得病。常見症狀是先瀉後吐，最後導致失水、虛脫，肌肉痙攣，進而出現昏迷，死亡率很高。與醫家們的論述相比較，轉筋有可能是痙攣，他們描述的病比較有可能是現代意義上的霍亂。

最早的麻風病

一些醫史學者認為在春秋時期，即公元前 1000 年左右，人們已經認識了麻風病，其根據是《論語》中的一段話。《論語》云：「伯牛有疾，子問之，自牖執其手，曰：『亡之，命矣夫！斯人也有斯疾也，斯人也而有斯疾也』。」

孔子弟子伯牛得了病，而孔子卻不能到他的病床邊前去問候，大概伯牛是得了嚴重的傳染病被關了起來。伯牛不見孔子，這是因為伯牛的容貌由於得了病已經被毀。這和麻風病的症狀一模一樣，所以孔子只能發出感歎：「看到他還活着多麼不幸！多麼可怕的命運！這樣聰明的人竟患這樣的病啊！這樣聰明的人竟患這樣的病啊！」

歷代註釋《論語》的學者都認為伯牛得了「惡疾」，而漢代以後常把麻風病釋為「惡疾」。到隋唐以後，稱麻風病為「大風」，而這在《內經》中已有記載。

《內經》云：風是百病的始。人很清靜，內部的肌肉都緊閉堅拒，即使有大風苛毒，也不能造成傷害。其《風中有五生死論》曰：風之所以為害，都是由於四時有不按常規運行的氣，所以才會產生疾病。有的是病在身體的內部，有的是造成了失音和耳聾，有的生了瘡癩，其原因都是因為風的緣故。這時的人們對麻風病已有

較深刻的認識，初步知悉了麻風病的幾種表現形式。儘管對麻風病的傳染方式的認知仍是比較模糊的，但至少在這時人們已經知道得病後，應及時把病人隔離起來，以免互相傳染。

因為得了麻風，人會變相，令人作嘔，古人就稱這種惡疾為「厲」，也叫「癩」。當時很多人認為楚國是厲鄉，可能是說那裏是麻風病的流行區，見到的病人特別多。《戰國策》上說有一個楚國人叫豫讓，為其主人智伯報仇，充當刺客。豫讓「漆身為厲」，用漆在自己身上亂塗，看起來像個麻風病人。麻風病人鬍鬚眉毛會墮落，所以他也剪去鬍鬚眉毛，改變容貌。

西漢初年名相曹參的子孫都因其祖上的功績而封侯。曹參的玄孫曹時本繼承了其父的簡侯封號，娶了平陽公主，日子過得好不快活，但未料得了麻風病。當時帝王讓他「歸國」，回到自己的封地上，將他相對地隔離開來，不使他因在長安活動而傳給其他人。曹時回國 23 年後病死，死因可能仍是麻風病。

西漢宣帝子楚孝王劉囂，也得了麻風病。漢成帝曾說他「立國以來二十餘年，纖介之過未嘗聞」，但「今乃遭命，離於惡疾」。這麼好的一個人，卻得了惡疾，第二年就不治而逝了。

兩位文學家的麻風病

享譽文壇的「建安七子」之一的王粲，也被傳染上了麻風病。王粲的文學成就很高，當時稱為異才，與醫聖張仲景有很深的交往。一次張仲景對他說：「你已經患病了，應該及早治療。如若不然，到了四十歲前後，你的眉毛就會脫落。再過半年以後，你將會死去。」王粲聽後十分不高興。他以為自己平時注意衛生，出身高貴，愛好風雅，身體很好，就不去理會張仲景的話，也不吃張仲景為他配製的藥物。

過了一段時間，兩人再次相見，張仲景說：「你沒有吃過藥，因為你的神色和平時一樣，你為什麼是如此諱疾忌醫，把自己的生命看得這樣輕呢？快去服吧，不然就麻煩了。」王粲始終不相信仲景的話，說：「我身體很好，你不必多慮！」20 年之後，王粲果然發病，眉毛慢慢地脫落。劉表嫌其長得太難看，不願將女兒嫁給他。最後，王粲確是死於麻風病。

唐代初期的文壇上，出現了盧照鄰、楊炯、王勃、駱賓王四位以文章名滿天下的「初唐四傑」，但其中的盧照鄰年紀輕輕卻患上了麻風病。

盧照鄰以博學善屬文而著稱，唐高宗乾封三年（668 年）為益州新都尉。在任期間，因感染了麻風病而去職。由於他剛剛入仕

不久就患惡疾，所以推測當時他大約 20 多歲的樣子，年紀是十分輕的。咸亨四年（673 年）他在長安養病，曾「伏枕十旬，閉門三月」。當時名醫孫思邈正與他同住在光德坊的官舍裏，他得以有機會向孫思邈請教醫道，實際他已自知得了不治之症。不久，他隱居於太白山中，專門以氣功服餌作為自己每天的消遣，期待有一天能峰迴路轉，病情變好。想不到後來疾病竟漸漸加重，他的母親、兄長不惜破產以供醫藥，他的家庭經濟狀況非常拮据，靠朋友韋方質、范履冰等人不時供給衣服和藥物。後來他又徙居陽翟之具茨山。

在養病期間，他寫作了《釋疾文》、《五悲》等文章，「頗有騷人之風」。在《釋疾文》的序言中，他說：「余羸臥不起，行已十年，宛轉匡床，婆娑小室。未攀偃蹇桂，一臂連蜷；不學邯鄲步，兩足匍匐。寸步千里，咫尺山河。每至冬謝春歸，暑闌秋至，雲壑改色，煙郊變容，輒輿出戶庭。悠然一望，覆燾雖廣，嗟不容乎此生；亭育雖繁，恩已絕乎斯代。賦命如此，幾何可憑。」他的《五悲》中，有《悲今日》及《悲人生》，可以想象在疫病的折磨下，他仍以堅強的毅力和疾病作鬥爭的心情。

十多年以後，他的病越來越重，兩腳痙攣，一手殘廢，行動艱難。至後來，他全身癱瘓了。盧照鄰在難堪的疾病長期折磨中極度絕望，他實在忍受不了自己像個廢人一樣，遂與自己的親人告別，

自投潁水而死，死時才 40 歲。可惡的疾病過早地奪去了一位年輕有為的文學家的生命。

隋唐五代時期患麻風病的不僅僅是個別現象，麻風病是影響人們生命的一個重要疾病。《舊唐書‧羅藝傳》說曹州女子李氏自言能通鬼物，有人得了麻風病，經她治療後，病竟然好了。消息傳出，「病人自遠而至，門多車騎」，想不到唐初得麻風病的人竟然這樣眾多。

唐末有一朝中官員，找到御醫梁新，讓他診視自己的病。梁新一看就說：「這是麻風病，而且已是晚期，你要快點回家去處理家事。」這位官員聽後心裏非常緊張。在回家的路上，他碰到了剛來京城的鄂州名醫趙鄂。趙鄂對這位朝官說自己精通醫術，朝官就下馬讓趙鄂替自己檢查。趙鄂看後，也說病情已經很危急了，與梁新所說完全一樣。然後他靜靜地思考了一下，說：「只有一個辦法或許可能治好你的病，那就是放開肚子吃肖梨，不要怕多。實在吃不下，就絞出汁後喝。這種治法或許還有萬分之一的希望。」官員到水果攤前，買了一大包肖梨快馬加鞭地回到家。此後十數天內他只吃肖梨，不吃其他的東西。吃到後來，突然間覺得自己精神好了起來，病也感到沒有了。一些天後朝官見到梁新，連梁新這樣的名醫也大吃一驚，感到不可思議。

《朝野僉載》記載：泉州人盧元欽感染上了麻風病毒，整個臉

部都發生了潰爛，只是鼻根還有一點點好的皮膚。他聽人說蚺蛇肉可治麻風病，所以抱着不妨一試的心理吃了一段，覺得味道還可以，就連續服了五天。過了三個月，盧元欽的麻風病竟奇跡般地治癒了。商州有個人也得了麻風病，家裏人嚇得要命，在山裏面搭了間茅舍讓他居住。一天，有一條黑蛇鑽進了酒缸，死在裏面，而病人並不知道，還是天天飲酒不誤。直到某天酒缸見底，看到蛇骨，方知有蛇掉到裏面了，而他的病也竟然好了。《朝野僉載》記載的蛇肉可以治好麻風病的故事，其實也是道聽途說，作為稀奇古怪的故事而記錄了下來，但反過來說明，當時人們只能靠偏方偶然碰巧治癒麻風病。

藥王孫思邈曾先後治療過 600 餘例麻風病患者，積累了豐富的經驗。印度佛教徒揭陵迦得了麻風病，孫思邈竟把他接到家裏去住，熱情地為他治病。麻風病的內容孫思邈記錄頗多，如《千金要方》有藥方 10 個，《千金翼方》有藥方 11 個。對於麻風病的治療，他認為：一遇這種疾病，必須馬上斷鹽，常吃松脂。一切公私物務，全部拋棄。他認為麻風病癒後，一定要注意養生，不行房事。他特別強調：麻風病癒後一定要終身不行房事，否則會重新發作。

大風起兮眉飛揚

麻風病這種慢性傳染病在宋金元時期感染的人還真不少。

宋真宗時，有位名叫鄭榮的人本是禁軍中的戍卒，駐軍在壁州。傳說他夜間遇上了神仙，傳授給他醫術，請他救療老百姓。此後真宗賜鄭榮法名曰「自清」，度為道士，居上清宮。自清傳授給民間普通百姓的藥物據說能治癒麻風病，京城的麻風病患者被他治好了許多。消息傳出後，老百姓們紛紛湧向上清宮求藥。這段見於《宋史》的記載說得十分虛幻，由於宋真宗從大中祥符元年（1008年）開始，不斷製造天書降臨等事美化其統治，一再宣揚儒、佛、道「三教一旨」，「有助世教」，所以這個自清道士恐怕也是真宗及其手底下的人創造出來的一個道教仙人，是真宗統治下的祥瑞之一，其真實性令人懷疑。不過通過自清治麻風病這一件事，反過來可以說明北宋開封存在着相當一批麻風病人。

宋朝劉邠曾官為中書舍人，助司馬光纂修著名史書《資治通鑒》，分擔漢代部分。他自幼刻苦自勵，博覽群書，但晚年不幸得了麻風病，眉毛全部落掉，鼻樑也斷了下來。一直喜愛以詩文嘲諷他人的蘇東坡作詩給他，說：「大風起兮眉飛揚，安得猛士兮守鼻樑。」弄得劉邠哭笑不得。用現代醫學眼光來看，劉邠可能感染的是瘤形麻風病。

南宋有個和尚，叫祖可，祖籍丹陽，字正平，居廬山。他十分有詩才，詩寫得十分漂亮，但「被惡疾」。由於他有詩名，且得病後很長一段時間仍在活動，所以當時人們將他稱為「癩可」。祖可和尚的詩入江西派，今存《東溪集》。

齊州僧人普明，晚年遊五台山，感染上了麻風病，眉鬚全部掉落，身上也出現潰爛，疼痛難受。一天，他碰上了一個異人，教他服用長松。普明不知長松是長得什麼樣的，異人就告訴他說：「長松生在古松下，你把它挖出來，吃它的根。長松的外表很像薺苧，長三五寸，味稍微有點苦，跟人參差不多，清香可愛，無毒，服用後對身體十分有益，並且還能解各種各樣的毒。」普明採挖後服用，沒有幾旬，毛髮都生了出來，容貌顏色像以前一樣了。宋代并、代州附近的人經常用長松加上甘草、乾山藥燒湯，如果煎服更佳，以防治疾病。

李杲曾經治療過一個麻風病人，那人整個臉部奇癢難熬，就連長鬍鬚的地方也被波及。他的眉毛已全部脫落，常常要用熱毛巾敷在臉上，或用針刺幾下，癢才會有所減緩。李杲用銳利的針刺其期中穴，擠出惡氣，臉上的臃腫才漸漸減輕。他建議病人只宜吃蔬菜，要粗茶淡飯。李杲認為這樣的病人用藥應該「破血去熱，升陽去癢瀉榮」，要「瀉心火，補肺氣」。

朱震亨有一次碰到了一個貧窮而寡居的婦人，得了麻風病，

朱震亨很同情她。他想：這是世上號稱難以救治的病，婦人生這個病真夠倒黴的，難道是她不守禁忌嗎？但看上去又不像。婦人十分貧窮，所以她不可能吃上山珍海味的。婦人死了男人，所以清心寡慾，看來她的病還是可以治好的。醫家一直認為麻風病人要吃得清淡，不行房事。如孫思邈認為如果麻風病人愛戀妻妾，不能割捨，單靠藥力是沒用的。即使病好後，也不能有房事。朱震亨顯然是繼承了這樣的看法。他投藥治療這位寡婦，最後又給她服用四物湯，前後吃了數百劑，婦人的病從此以後再也沒有發過。

治癒麻風病並不是一件容易的事，古代的醫學家一直在探討麻風病的治療問題，直至明代，薛己首先寫了麻風病聲望書，稱為《癧瘍機要》。張景岳等都對麻風病有所研究，如張景岳對麻風病的病因進行了探討，認為有可能是傳染而來的。沈之問的《解圍元藪》則是一本專門研究麻風病的著作，對麻風病的病因分類、診斷、治療都有詳細的探討。他在論述時列舉了許多病案，如麻風病的傳染方式，他從 7 個家族中挑出了男女老幼 15 人進行分析，其中 11 人為現症麻風患者，內中的 7 人已經死亡，將其分成四組進行病案分析，最後認為家庭內傳染是最為常見的一種形式。

誰傳入了真性霍亂？

　　醫學界認為中國古代本無真性霍亂。但「霍亂」之名，中國古代早已有之。張仲景《傷寒雜病論》說：「病有霍亂者何？答曰：嘔吐而利，此名霍亂。」又說：「病發熱頭痛，身疼惡寒、吐利者，此屬何病？答曰：此名霍亂。霍亂自吐下，又利止，復更發熱也。」這顯然是腸胃不安引起的上吐下瀉，實為急性腸胃炎、腹膜炎等一類的病狀。

　　所謂的真性霍亂，歐洲人稱為 Chorela，一般在熱帶國家經常發生，像印度等國家特別多見。中國最早的譯音為「虎列拉」，因為該疫病的病菌也是嗜腸性的，而且最初特徵也是吐瀉，所以中國的醫學界借用了舊名，稱作霍亂。

　　1817 至 1823 年，第一次世界性的霍亂大流行，當時英國殖民者從印度進軍侵略緬甸，由於印度孟加拉邦南部霍亂傳染十分猖獗，霍亂遂由交通路線傳入了中國南部的一些地區。

　　嘉慶二十五年（1820 年），沿海地區首先出現了霍亂。宋如林《痧症全書》序云：嘉慶庚辰秋，人經常得吐瀉之類的疾病。次年辛丑，這種病更加劇烈，用不了多少時間病人就死掉的現象比比皆是。這種病症從廣東開始，今年福建、台灣得病的人特別多。有人說這種病是從海船上傳過來的，這種說法不全是無稽之談。

霍亂一傳入中國，就在沿海地區飛速傳播開來，不久浙江、上海、江蘇均有嚴重疫病流行。定海黃式三《儆居集》卷 5「裘氏先妣事實」中說：天降癘疾，得了這種病後人會吐嘔、腹痛、腸絞、瀉痢、麻木，患此疾者十有七八死，死者快的在一二日之間。嘉慶庚辰歲（1820 年）這種病首先發生，至道光壬午（1822 年）八月十一日，先妣裘氏因為這種病死在自己的房間中。從這種疫病的強烈傳染性和高死亡率及其症狀描寫來看，無疑是霍亂的流行。從發病地來看，出現於定海地區，是從海上流傳進來的結果。

徐時棟《煙嶼樓文集》也談到：嘉慶末年民間發生大疫，歐泄霍亂相隨屬，得病的人馬上就會死掉。很有可能指的就是這場霍亂流行。

今上海地區也是這場霍亂首先發生的地區之一。同治《上海縣志》談到：「嘉慶二十五年辛巳秋大疫」，道光元年辛巳（1821 年）夏大疫，其病症全部是乾霍亂，得病者手足拘攣，不及時搶救，是很容易傳染的，有一家死亡數口者。上海縣南面的南匯縣受到霍亂侵襲十分嚴重：嘉慶二十五年疫癘大行，轉筋霍亂證自此始。道光元年整個地區都患霍亂，醫治不及時人就會馬上死掉，有全家遭此劫者。

江蘇也有許多地區傳進了霍亂。《昆新兩縣續修合志》說：嘉慶二十五年秋民疫，道光元年辛巳、二年壬午夏秋大疫，民多得病

馬上死掉，鄉村特別厲害。其病症是吐瀉轉筋，很快斃命，用針刺醫藥百人之中僅能救活數人。這種病傳染力很強，與病人講幾句話就有可能傳染上，最甚者有全家一塊兒死掉的。

此外，江陰、吳江、徐州、松江、泰興、吳縣、常熟、武進、太倉、無錫、嘉定、寶山、金山、青浦、川沙、奉賢等，今江蘇、上海的主要縣市志都有這次霍亂流行的記載。

除海路外，霍亂也從陸路傳入中國。王孟英《霍亂論·病情篇》註引楊素園語說：「道光元年，滇省此症大作，一轉筋即死。」說明南方的雲南也在流行霍亂。雲南的病大概是從緬甸傳入的。

霍亂又從上海、江蘇傳向了京城。道光《東華錄》道光元年八月記事中談到北京有時疫流行。王孟英說：京師死的人太多，以至棺木全部賣盡，只能用草席裹在身上埋葬，而最終沒有誰能知道這是什麼病。王清任《醫林改錯》說：「道光元年，歲次辛巳，瘟疫流傳，病吐瀉轉筋者數省，京都尤甚。」

顯然，當世界範圍內霍亂大流行之時，中國從海路、陸路兩個方向傳進了霍亂。從當時傳播的範圍來看，以海路傳播為主，而且流傳的面積十分廣，從廣東、福建、台灣始，繼而浙江、上海、江蘇，向北一直傳進京師。從此中國人民也開始飽受霍亂肆虐的痛苦。

霍亂剛傳入中國，民間稱其為吊腳痧、癟螺痧、急痧、痧脹、

冷麻痧等。因患者上吐下瀉後失水過多，皮膚乾冷，沒了彈性，螺紋瘤皺，故稱瘤螺痧。因脫水的緣故，筋肉收縮，小腿抽筋，俗名轉腿肚，又叫吊腳痧。徐子默《吊腳痧方論》中把這病和霍亂分別得十分嚴格，其實霍亂中也有一部分「轉筋」的病應該就是真性霍亂。田雪帆《時行霍亂指迷》雖沿用了霍亂病名，但加上了「時行」二字，以示此病傳染力特別強烈。

光緒年間的霍亂

　　光緒中期以後，湖南地區自然災害不斷，疫病一再爆發。湖南的地形特點，決定了湖南是個水災多發的省份。緊跟着水災而來的其他自然災害，同樣給人民的生活和農業生產帶來較大的破壞。早在光緒十四年（1888年）夏天，桃源縣、宜章縣發生大水，淹沒農田，沖毀了莊稼。洪水未退，宜章縣就發生大疫。由於遭受洪水的人們沒有潔淨的生活用水，只能取當地的渾濁髒水飲用，也沒有有效的消毒措施，疫病很快在受洪水包圍的災民中流傳。至年底統計，因疫而死的男女老少達數千人。此次大疫似是一場霍亂的流行。

　　光緒二十八年（1902年）夏季，辰州城內突然爆發瘟疫。由

於這次疫病爆發時沒有其他相關的水旱災害，也沒有什麼前兆，所以人們的心理忍受不充分，醫療上沒有作絲毫的準備。這次爆發的瘟疫最大的特點是傳染速度極快，在短短的十多天時間內，全城都出現了疫疾病例，並且快速地向城外擴散。得病者僅在一二天內就不治身亡，因而活着的人心中都惴惴不安，有朝不保夕的感覺，不知自己一覺睡後還是否起得來。這次疫病從六月開始在城中出現，七月時主要發病區已移向農村，一個多月的時間全州前後死亡高達1000餘人。從疫情發展來看，辰州大疫可能流行的是霍亂一類的急性烈性傳染病。

　　這年六月，京津地區也爆發大範圍的霍亂。由於霍亂發病潛伏期較短，傳染性較強，發病突然，所以病人發病前並無什麼症狀，突然起病後，短者一二個小時、半天左右就不治病死，長者也僅一二天身亡。數日內，京師霍亂因轉相傳染，形成了發病高峰，每天死人不計其數，一時間人心惶惶。天津疫病的出現似較京師要早。五月以後，霍亂已經流傳開來，因缺乏有效的預防和醫治措施，不滿一月，染病死亡的百姓超過 1 萬餘人。天津的楊柳青村，每天少則死去 10 餘人，多時死亡二三十人。直隸總督袁世凱在六月初十日給徐世昌的信函中說：「近日疫症大作，傷人甚多。」直隸府署中上自袁世凱的幕僚，下至一般夫役，沒多少時間也死了 10 餘人。而軍營內得病的更多，前後官兵馬弁死亡達七八十人，使袁

世凱惶惶不知所措。這一次京師直隸地區的霍亂流行前，京師地區氣候正常，並無連續的乾旱或水災，霍亂的出現呈突然性，為害大，傳染快，我們推測這次霍亂流傳恐為外部輸入，可能是一種極具危險性的外來病菌在肆虐。

東三省的幾次霍亂

光緒二十八年（1902 年）五月初一日，平靜的璦琿縣城內突然掀起波瀾，因為在城內出現了第一例霍亂病。患病者都出現劇烈的腹瀉與嘔吐，眼眶下陷，兩頰深凹，神志淡漠不清。由於嚴重瀉吐而引起的體內鹽類大量喪失，使患病者鹼儲備下降，出現肌肉痛性痙攣，因而當時史料記載此病為「霍亂轉筋」。從這一天起，璦琿城內一片恐慌，因為霍亂傳染性很強，沒幾天果然在城內迅速蔓延開來。

當時傳染上霍亂的病人都是呈「縮筋構攣」的病症，在一再的腹瀉和嘔吐後，肌肉出現劇烈的痙攣。城內的醫生們根本無法治癒此病，儘管只要稍懂點醫學知識的人都在努力地治療病人，在臨事抱佛腳地翻閱醫書，但用針用藥均不見效，病人死亡率極高。官府迅即派軍隊封鎖城門，使城內外居民隔斷聯繫，同時進行醫療消毒

防治工作。據駐守在城門的士兵清點，發病期間，每日抬到城外荒野掩埋的病者屍體不下七八百具。這種現象持續了半月之久，前後死了數千人。

當霍亂流傳時，城內市面蕭條，無任何商業可言，街面上幾乎沒有人行走，老百姓嚇得紛紛躲在自己的家裏不敢出來，生怕不知什麼時候染上病菌。這次霍亂，來得突然，去得也快，但為害極大，給璦琿城內人民的生活帶來了巨大的破壞。

遼寧丹東也常流行霍亂病。今天的丹東，位於中國遼寧省東南部，隔國境界河鴨綠江與朝鮮新義州市相望。丹東原名「安東」，在清太宗皇太極時即已開始對外開放，並與朝鮮有貿易往來，是中國最大的陸路口岸之一。

據史料記載，早在光緒十六年（1890 年）夏，安東地區就有疫病發生，其流行迅速，來勢猖獗，死者約有千餘人。光緒二十一年六月，疫病再次大流行，以安東之大東溝、沙河鎮兩處最烈，死者不計其數，且多係工人。流行最激烈時，整日掩埋死人不斷。有的送葬抬棺人，未行至墓地而中途即發病身死，令人震驚。當時人們對疫病傳染、防疫缺乏知識，生死均聽天由命。

光緒二十七年（1901 年）七月，安東地區疫情變本加厲，患者以勞動者為多。沙河鎮區，每日死者達 30 至 60 人。官府腐敗無能，對疾病的流行漠然處之，對防治束手無策，加上當地的老百姓

愚昧迷信，家家貼紅聯，字樣觸目皆是，但疾病流行更烈，病死者難計其數。上述幾次疫情，雖然限於當時科學水平，並未留下霍亂致病的原始記載，但從其發生時間、流行季節、傳播特點、病死狀況以及以後連續年間的流行程度等情況分析，專家們基本上均認可係霍亂所致疫情。

1907 年夏，在中國出現霍亂大流行。安東地區及大連、旅順、遼陽等地均被波及，尤以大連、旅順出現的患者為多，此病於 8 月下旬首發於大連，最終於 11 月上旬消失了。

次年六月，安東的霍亂流行最為劇烈，木排工人死者無算。由於裝着屍體的棺材已無親友故舊安葬，均送集珍珠泡地帶。路旁地上積棺遍野，屍骸暴露，慘不忍睹。當地的衛生狀況也因此變得十分惡劣，穢氣熏蒸。1910 年 5 月，當地的一名珍珠泡議員，呈請巡警總局批令一區歸攏掩埋，這才擇地一隅代為安葬。

據有關專家考證，歷史上霍亂在安東地區的發生與流行均是由傳入而引起的，而且以水路傳入為主。安東商埠與外往來頻繁密切，當時大東溝、三道浪頭、馬台市皆為艚輪停泊之處。安東地區發生的霍亂流行均在夏秋季節的六至十月間。患者大多是工人，尤以居住集中、人員流動量大的船排停泊地的木排工人為多，與霍亂的傳播流行密切相關。

CHAPTER 07

第七章
瘟疫與香港社會的應對

香港氣候溫暖潮濕，人口密度較高，十分有利於傳染病的爆發和流行。從歷史上看，香港的疫病一旦發生，往往影響較大，患病數量多，死亡也高。無論是從十九世紀末開始的鼠疫大流行，到二十一世紀的 SARS 恐慌和大流感，都令香港付出了沉重經濟代價和人員的大量傷害。因此，遏制傳染病經常是香港社會關注的焦點。

瘟疫與香港社會的應對

熱病：香港最早的傳染病

今天的香港，大概在 2000 多年前就已有人居住。唐朝時，在青山（屯門）一帶就已有人居住，應該已形成一個商業和漁業港埠。到海上捕魚的漁民，常會在這裏歇息。宋代，據說有一位姓鄧的官員被派往廣東做官，乘船路過青山，特別喜歡這裏。他做官任期結束後，就帶了家人到錦田山谷定居了下來，建立了一個村落，叫北圍。宋元以後，香港成為轉運南粵香料的集散港，據說香港島上的一個小村落，因為靠近大海，村裏有一條小溪流注入大海，形成了一個天然的港灣。溪水甘香可口，海上往來的水手，經常到這裏來取水飲用，遂稱為「香港」。清朝時，曾在今新界駐兵。中英鴉片戰爭之前，香港島基本還是比較荒涼，在島的南部和東部有一些漁民居住，再加上黃泥涌、燈第洲、七姐妹等幾個地方的村民，加起來也就 3000 多人。由於人口數量較少，與外界聯繫畢竟還不夠緊密，也就不太會有傳染病發生。

1842 年《南京條約》簽訂後，香港割給英國，之後大量的英

國士兵和英國商人來到島上。由於人口的突然增多，再加上英國人對香港的自然環境和氣候不適應，馬上出現了疫病。1843 年，佔領香港島沒多久的英國人遭遇了嚴重的傳染病 —— 瘧疾。

5 月起，英國軍隊中的士兵接連生病，主要症狀是發熱，這種病蔓延十分快速。英國人記載，從 5 月 20 日到 7 月 15 日，英軍有408 人得病，其中 294 人發燒，而當時全島英軍人數約 1750 人。這一場疫病到 11 月基本上消退，大約有四分之一的軍人和十分之一的島上歐洲居民死於這場瘧疾。

這是一場什麼種類的傳染病？當時的英國人由於醫療水平的局限，並不能對這種傳染性很強的新疾病做出有效解釋，稱為「香港熱病」（Hong Kong Fever）。由於當地人認為香港傳統上是有「瘴氣」（miasma）的，因此英國人認為士兵和居民感染的就是這種稱為瘴氣的瘧疾。7 月 5 日，香港有一家英文報紙大幅報道了熱病爆發的新聞，並且明確把病原歸咎於「瘴氣」。

佔領香港後，英國任命了香港總督，第一任是在鴉片戰爭中有功勳的璞鼎查（Sir Henry Pottinger）。這位總督也是兩眼一抹黑，不知為何這麼多人生病、死亡，只能推測導致病情擴散的原因是士兵的住宿條件不好。英國人雖然佔領了香港，但在英帝國的版圖上香港是個邊緣小地方，無足輕重，位置較為遙遠，經濟上沒有任何地位，因而這個貧瘠多山的小島上衛生環境非常惡劣，是英國

統治者一致的看法。剛上島，士兵常會鬧腹瀉，有時痢疾也會致人死亡，因而英國人認為這裏是永遠無法成為適合居住的地方。上面提到的英文報紙就表示「我們相信政府會看到放棄香港地區的必要性——這才是拯救這些不幸士兵的方式」。發病人數越來越多後，港英當局召集醫療委員會調查病源。其中委員會主席、外科醫生湯姆森（Thomson）的個人意見認為香港根本不適合人類居住，後來被引用到寫給英國政府的報告中。至於疾病到底是哪一種類，湯姆森認為誘因可能是軍營邊上茂盛的雜草，或者潮濕悶熱的天氣，以及夜間的執勤和酷暑下的行軍。但這樣的解釋其實連自己也不能令人信服，最後只能推測「應該是某種未知的原因導致疾病的流行」。

不過，作為總督，璞鼎查當然要實施一些措施，努力想改善英軍的整體衛生條件。他任命了殖民地醫官（Colonial Surgeon）一職，主要向政府僱員、警察及警屬、道路監工和監獄犯人提供醫療服務。他指令陸軍少將薩爾頓（Major-General Lord Saltoun）將軍人屍體就近掩埋，儘量減少活人得病，而把活着的患者安置在兩艘船上，實際上是對病人進行了隔離。而另一艘由皇家艦艇改裝而成的「海上流行醫院」在稍後抵達支援，但很快三艘船上人滿為患。隨着人員不斷死亡，遂直接把屍體扔進海裏，已沒有精力運到陸上下葬了。

8月初，一支感染最嚴重的軍隊的一些家屬從印度加爾各答趕

來，他們聽到了丈夫、父親生病或去世的消息，哀慟萬分。但到了香港，他們卻沒有居住處。為了安置這些軍人家屬，璞鼎查只能允許士兵向居民租借房屋，並開始建造臨時住所。之後，新的軍隊也很快從英國來了，璞鼎查更意識到在島上建造軍事營地的緊迫性。且認為，建築、建材必須要和預防「瘴氣」有關，應選用通風且保持陰涼的材質。在璞鼎查的許可下，亞歷山大洋行在黃泥涌（現在的香港跑馬地）（Wong Nai Chung Valley）峽谷主導了一次大規模的建設，試圖建設一個集行政管理機構、居民區、商業區於一身的新城。在這個小島上的規劃和建設，其目的都是為了改善居住條件，預防傳染病。

當然，璞鼎查的這些措施不可能馬上消滅傳染病。這個建設中的新城不久也遭到了疫病的侵襲。一些新造好的房子裏當時已有不少人搬遷了進去，但很快疫病傳了過來，不少人在熱病中死去了。死的人集中埋在新城的附近，就是亞歷山大洋行代理人 Mercer 的住所對面，這裏後來成了香港著名的墳場，也是英國人在香港最早開發的墳場。非常不幸的是，Mercer 後來也染病去世了。這座為了改善居住環境而聲勢浩大建築的新城，疫病來後，只留下空蕩蕩的房屋、一座座爛尾樓和一個廢棄的療養院，人們要麼死了，要麼出逃，再也不願再回來。

熱病在英國人剛佔領香港的時期，其實是接二連三發生的。如

1850 年，香港再次流行熱病，僅僅英軍五十九團的士兵中就有 136 人死亡。1855 年又發生熱病，死亡超過 800 人。

鼠疫襲港

香港是一個海路交通要道口岸，很多傳染病通過來往船舶輸入本埠，造成極大的危害。

1894 年 5 月，鼠疫襲港，一般認為是腺鼠疫。到月底，得病人數迅即增至 450 人。染疫者以上環太平山區的居民為最多，港英當局為了防止疫病擴散，遂將環太平山的屋宇全部拆為平地，並宣佈香港為疫埠。這一年，2679 人患病，死亡人數為 2547 人，這些只是得到確認的患者數和死亡數。一時間，人心惶惶，約有八萬多人離港，使經濟受到重大打擊。港英當局對這種大規模的疫情完全缺乏思想準備，除了拆房外，防治疫情的措施不甚得力，一度是心慌腳亂，後來決定將患者集中在躉船上進行隔離治療。

華人染疫者對如此的醫療做法很不習慣，因為中醫傳統從不是這樣的，多數人情願留在家裏採用中醫藥治療。港英當局對華人的這種不配合感到十分不滿，規定了防治疫情發展的強制措施，向社會公告說，如果染疫得病者一旦被港府衛生人員發覺，就要被強制

送往西醫醫院進行治療。對染疫者家庭，要予以熏洗消毒，以防互相傳染。在死者屍體上，必須撒佈石灰以後才能埋葬。為避免與政府糾紛以引起上述麻煩，華人有誰染疫了也往往隱匿不上報，死後就秘密地棄屍街頭，或偷偷地一埋。港英當局不得已之下派出大量士兵逐戶檢查華人房屋，每隔十天左右搜查一次，這樣一來，市民們深受其擾，大為不滿。幾次搜屋後，散發出的疫病菌竟感染到了士兵的頭上，有 5 位士兵染疫死亡，這的確是令人意想不到的。

在防治鼠疫流行的過程中，明顯地出現了華人染疫者對醫生的信任問題。華人素來信仰中醫，染疫後也多數去香港的中醫院東華醫院就醫，拒絕前往港英政府組織的西醫躉船求醫，這實際上是幾千年來中國文化對漢人的熏陶所致，人們對西方人引以自豪的西醫並不習慣，對其治療並不相信。華人對西醫的偏見引起了部分西醫師及洋人社會的不滿，他們把氣出到了東華醫院的頭上，向港英當局控告東華醫院辦理不善、中醫治療有問題，還羅列了許多醫案佐證，要求解散東華醫院，把它改為公立的平民醫院，也要用西法治療病人。

成立於 1872 年的東華醫院，之前通過全面參與香港的社會事業，成為在華人社會中具有中心地位的醫療機構。鼠疫流行期間，在有關應對策略問題上，東華醫院與港英政府產生了嚴重的對立。1894 年 5 月下旬，東華醫院向香港總督府提出即時停止挨戶檢

查、送患者回鄉、將患者從「海之船」（Hygeia）移交給新建的醫院看護的要求。在華人的看法中，防疫應該是社會事務，往往由民間力量來承擔，而港英政府則將之歸入行政事務，由政府施行腺鼠疫的防治。

中西醫發生不和與衝突後，香港總督便委派一個由輔政司傑姆士、史徒華、洛克、何啟（唯一的中國籍醫生）和遮打等 5 人組成的委員會，專門負責調查這件糾紛。經一段時間的詳細調查，委員會成員親自看到了中醫治療的效果，中醫醫務人員工作的認真態度，最後一致確認東華醫院採用華人方法治理病人，乃是適應了華人的需求，治療上是十分有效的，對防治疫病的作用是不容忽視的，可以補政府醫院之不足。但委員會又建議港府委派一位曾研習過西醫的華人，擔任掌院（後改稱院長），並要經常編制正確的死亡統計，以便規範防治疫情流行的計劃和措施。

無疑，港英當局並不全是由狹隘眼光的人組成，也有一小部分人能夠拋開民族觀念，堅持正確的科學觀，對中醫治疫作出正確的肯定。通過中西醫方法的共同努力，這場猖獗的鼠疫流行在當年得到了階段性的控制。

這場鼠疫持續為患多年。1901 年，得病死亡人數為 1509 人，1903 年 4 至 8 月，得病死亡為 915 人。由於疫病被證實是鼠疫，從 1901 年開始，港英當局開始大規模滅鼠運動。由於衛生情況惡

劣，針對 1894 年大疫後又復熾烈的情況，當時的官員和病理學家認為必須滅鼠才能解決問題。從 5 月開始，全港開始了滅鼠。潔淨局在九龍開設辦事處，專門負責對患鼠疫者的屋宇進行噴灑藥水消毒，並在灣仔、鰂魚涌與筲箕灣等鼠疫盛行的地區，派船將鼠疫患者運往堅尼地城醫院隔離、治療。但運患者進城遭城內居民反對，因為隔離措施並沒有真正實施。結果鼠疫傳染傳播途徑切不斷，蔓延不止，最終連香港的商業核心地區中環一帶也發生了鼠疫。潔淨局除了嚴格執行噴灑藥水消毒外，還從英國輸入疫苗，組織所有市民注射，同時捕鼠工作仍然持續不間斷。至 1904 年，這場鼠疫才算真正得到了控制。

天花流行和防治

很多人有過「一朝被蛇咬，十年怕井繩」的感覺，香港人自然也不例外。從 1894 年在香港發生鼠疫以後，很多人對瘟疫流行談虎色變，平時避之唯恐不及。但是，越怕發生的事往往就會很迅速地逼近身邊。1905 年，又一場瘟疫降臨香港人的頭上，那是天花疫病的流行。

這場疫病迅速地蔓延了全港，禍及很多小兒，致使不少幼小

的生命中途夭折。當時西醫對天花並無特效藥，僅依靠種牛痘以資預防，但多數華人小兒平時並未接種牛痘，所以天花疫疹流行時，西醫頓時顯得束手無策。然而，中國傳統醫學對治療天花積累了豐富的經驗，原本在這場疫疹流行時可以大顯身手，但在天花病流行的年代，港英政府對中醫有偏見，頒佈了一個不近情理的規定，禁止中醫為天花病人診治，如果發現中醫為病兒開出處方的，主診中醫便會惹上官司。這樣便造成了「中醫不敢治，西醫治不了」的局面，致使疫症越演越烈。有很多小孩病死以後被家人棄屍於路上，或隨便淺淺地掩埋，嚴重地影響了市容衛生。也有很多患者家屬未按照規定向當局進行疾病申報，被查出以後予以檢控罰款，一時間議論紛紛。

此時，一些有正義感的華人坐不住了，港紳何甘棠正出任東華醫院主席，本着控制天花疫症流行這一目的，他聯同韋寶珊、劉鑄伯等華人社團領袖，以華人習慣採用傳統中醫藥治療天花疫症為理由，上書香港總督，請求拔地興建東華痘局，結果獲得批准。為了抓緊時間控制天花，及時地應醫療之急需，在痘局正式興建前，1907 年，東華醫院將由當年在西環偏僻地區的玻璃廠修葺而成的東華醫院西環分局改建為痘局，專門收治天花病患者，主診醫生均由東華醫院派出的中醫擔任。由於這些中醫功底深厚，長期接受中醫學說的熏陶，具有豐富的治療天花經驗，工作努力勤奮，所以很

多病兒因此而保全了性命。

正式的痘局於 1908 年籌款興建。在籌建過程中，獲得港英政府華民政務局同意，東華醫院派出了一批人員到國家醫院實習種牛痘的技術，為將來痘局正式開業準備護理人員。1910 年痘局建設竣工，並正式開業。它的建成和以後發揮的作用，為香港徹底控制天花疫症流行起了很大的作用。不可否認，疫病流行帶來的這段辛酸歷史，同時也是華人艱苦的防病治疫的奮鬥史。

1938 年 3 月，局勢較亂，很多人到香港避難，衛生條件較差，天花再次蔓延，死亡上千人。由於有了痘局，港府迅速通告免費種牛痘，病情得到控制。到年底，得病約 2327 人，死亡 1834 人。1946 又發生天花，820 人得病，530 人死亡。

麻風的消滅

上世紀三四十年代以後的五六十年間，香港出現了多次疫病流行。如 1931 年冬天的白喉，在 29 日一天裏發現得病者有 72 人，而且大都不是華人。醫生進行流行病調查，發現疫病是由牛奶供應引起的。1937 年 7 月，九龍城區首先發生霍亂，並迅速蔓延，旺角、油麻地等多個地區有疫情。到 9 月，疫情熄滅，全香港死了

1100 多人。1938 年天花，死了 1834 人。1940 年霍亂，得病 763
人，死亡 499 人。1961 年 8 月 16 日開始發生霍亂，至 10 月中旬
熄滅，全港患者 129 人，死亡 15 人，共 250 萬居民接受疫苗注
射。1963 年和 1969 年，又有霍亂的發生。

麻風病也是香港常見的傳染病之一。有學者統計，從 1954 年
至 1999 年，香港共有麻風病人 5811 例。麻風病的傳染性可能沒
有霍亂、鼠疫強，但也是一種比較恐怖的傳染病，防護不當也極易
在人與人之間傳染，如 1954 年，香港就有新發病例 320 人。世界
衛生組織制訂的標準，每 10 萬人口的麻風發病率不足 1 人，標誌
着該地區麻風病已經消滅。香港自 50 年代以後，由於防治得當，
得病人數逐年減少，從 70 到 90 年代，每年新發病人僅在 20 — 30
人，而且這些病例大多是輸入性的，真正本港的新病人每年只有 2
至 3 例，而其時總人口在 700 多萬，因此，這時香港實際上是消滅
了麻風病。

為什麼香港在短短的二三十年中消滅了麻風病？這應該是與其
時的治療方法和各種配套措施得當有關。

1950 年以前，治療麻風病人，全世界的醫學界都開始逐步採
用有選擇的只針對病人的「部分隔離」，而之前一般採用的是「全
面隔離」，一旦有人得病，四周相關的人員全都被大範圍隔離。香
港之前是沒有麻風病院的，發現麻風病人，大多是禁居於病人的家

中，或者在 1949 年前遣返廣州，以及送往鄰近的廣東石龍麻風院進行治療。後來也有一些患者在東華醫院等劃出的部分區域內治療，但病人與其他種類的傳染病人混雜，很容易交錯感染，治療也不方便。

從 50 年代以後，香港也開始了對麻風病人的部分隔離。香港社會衛生科油麻地皮膚專科醫院莊禮賢先生在《香港麻風病的流行與控制》一文中有詳細的介紹。他說在上世紀 50 年代，皮膚病和性病、麻風病等傳染病都是由衛生署下的社會衛生科負責管理的。當時一旦有麻風病人，就隔離在喜靈洲小島上的麻風病醫院裏，這個醫院可以說是亞洲和世界上同類醫院裏最好的一個，湧現出了像 Neil Fraser、施飲仁、Grace Warren 及沃森等一批麻風病專家。該醫院共有病床 540 張，患者在醫院專門性治療後，大多病情得到控制，之後再在醫院內治療 2 至 3 年，確保絕對不會再傳染。

該院的治療早期以服用小劑量的氨苯碸為主。70 年代末以後，改以多種藥物聯合治療為主，即氨苯碸、利福平和氯苯吩嗪聯合化療，總體殺菌力強，療效快。這之後，麻風病患者在香港就越來越少。1975 年，喜靈洲上的醫院關閉，只剩下 51 位病人，遷入市區的荔枝角醫院。2000 年，荔枝角醫院關閉。

顯然，隨着醫療技術的發展，更多手段的運用，傳統的傳染病完全是可能被人類消滅的。

一種新疫病：香港流感

　　1968 年，香港爆發流行性感冒。該病隨後傳到美國，一直持續到 1969 年才逐漸平息。由於這種傳染性較強的疫病從香港首先開始，所以人們稱其為香港流感。用今天的眼光來看，香港流感實際是 A 型普通流感，這是由 H3N2 病毒引起的一次流感爆發。這種病毒引起的急性呼吸道傳染病，對人們的健康危害較重。

　　現代醫學認為，流感病毒主要通過空氣中的飛沫、人與人之間的直接接觸、與被污染物品的接觸而傳播。流感病人或無症狀感染者說話、咳嗽、打噴嚏時，會噴出帶有流感病毒的飛沫，吸入這樣的飛沫就可能被感染。接觸了含有流感病毒的鼻涕、唾液、痰液等污染過的日常用品，如碗筷、水杯、電話等，然後又接觸自己的鼻子或嘴，也有可能被感染。因此，流感患者和隱性感染者是流感的主要傳染源。從潛伏期末到發病的急性期都有傳染性。

　　流感病毒由於抗原性易變，傳播速度極快，因而香港幾乎每年都會發生季節性流行。比如 2009 年，香港就再次發生了嚴重的流感流行。政府大量訂購疫苗，認為八成左右的市民經注射疫苗，能有效地進行防護。因而官員呼籲高危市民包括長者、幼童及長期病患者，要注射流感疫苗。12 月 29 日，香港衛生防護中心總監曾浩輝就表示，香港發現變異的 H3N2 流感病毒，源自布里斯本流感，

香港的季節性流感，四成三屬 H3N2，四成九屬甲型 H1N1 流感。其中 H3N2 流感，超過一半出現變種。

2012 年，香港發生大流感。年初到 2 月份，香港因為流感死亡的人數已經增加到 118 人，超過九成是 65 歲或以上的長者。衛生防護中心總監梁挺雄建議高危人士戴口罩，及早接種疫苗。至 2015 年 4 月 16 日，香港成人流感累計 484 人死亡。

2017 年 5 月 5 日開始爆發流感，至 8 月 7 日，香港流感三個月，與流感相關的嚴重病人共計 475 人，其中 456 人為成人，19 人為兒童。造成的死亡人數達 327 人，其中成人 324 例，兒童 3 例。由於粵、港地緣近且交往頻密，香港流感對深圳、廣州、珠海、東莞等城市都產生了較大的影響。

2018 年 1 月 10 日，香港衛生防護中心總監黃加慶宣佈香港進入冬季流感高峰期。至 2019 年 2 月 21 日，香港衛生防護中心數據顯示，累計錄得 416 宗成人嚴重感染流感的個案，當中 226 人死亡，死亡者中約 75% 是老年人。

2018 年年底，香港再度流行流感。由 2018 年 12 月 31 日開始的冬季流感季節中，有 190 人死亡。

流感並不可怕，這種病其實是常見的季節性流感病毒感染，雖然交叉傳染傳播速度快，但致重症、致死率低，接種疫苗就能有效地減少重症、死亡。即使目前記載的死亡人數，也大多是流感引起

的其他基礎性疾病惡化帶來的死亡，流感直接帶來的死亡並不多。

新的挑戰：冠狀病毒

2003 年，香港遭受了新型疫病 SARS 衝擊的考驗。在最初出現 SARS 時，由於對這種疫病的產生機制不太清晰，所以內地稱其為非典，即非典型肺炎。這是一個總稱，泛指所有由某種未知的病原體引起的肺炎。

2002 年 11 月，廣東佛山發現了第一個非典病例。由於人們對這種病的傳染性了解不深，最初覺得與香港沒有太多的關聯。

然而，2003 年 3 月 10 日，香港最大的兩家電視機構 —— 無綫和亞視，突然同時播報了一條消息：過去數日內，威爾斯親王醫院的 8A 病房中有 7 名醫生、4 名護士出現發燒、上呼吸道感染症狀。更令人們想不到的，是這種病的傳染性十分強烈。第二天，感到不適的該病房醫護人員激增到 23 人，而其中兩人明確被證實是感染了非典型肺炎。幾天後，有醫護人員的家屬被感染。到 18 日，感染的病例突破了 100 人，而且還出現了首位感染及死亡的病例。再過幾天，威爾斯親王醫院共有 162 名醫護人員出現了感冒症狀。

非典明顯存在着快速擴散的趨勢，引起社會各界的重視。幾乎同時，私家診所也發現肺炎個案。在處理過肺炎病人後，1 名私家診所醫生及 3 名護士，也先後患肺炎入院治療。香港特區政府衛生部門官員於 3 月 13 日表示，世界衛生組織已發出警告，十分關注香港肺炎的發展，並稱「香港情況嚴重」，表示世界衛生組織會與港府保持聯絡，跟進事態發展。

　　那麼，香港為什麼有這麼多人感染非典的呢？經過排查，香港特區政府鎖定了一名病人，認為是他引致了威爾斯親王醫院有這麼多醫護人員感染，認定他是病毒源頭。這位患者入院時，只有發燒而無肺炎病徵，多位先後與他接觸的醫護人員相繼染病，令病毒迅速蔓延。

　　問題是，這位病人是從哪裏感染的？流行病調查人員發現，7 名已證實患有非典型肺炎的病人，均曾在 2 月 12 日至 3 月 2 日入住或到訪過位於九龍的京華酒店的 9 樓。這幾個人分別於 2 月 15 日至 27 日期間出現肺炎病症。而沙田威爾斯親王醫院源頭病人的香港居民，曾前往該酒店探訪朋友，他的朋友在 2 月 15 日至 23 日住宿於該酒店。另外一名住宿於該酒店前一星期已生病的病人，很可能是病毒感染的源頭。在查清了病毒源頭後，香港特區的衛生官員提出，曾與非典型肺炎患者有密切接觸的人士，須立即自我隔離 10 天。

3 月下旬，香港出現了疫病感染的首個高峰期，3 月 31 日創下單日 80 人新感染的紀錄。4 月 12 日，出現了第二個感染高峰期，一日新增 49 人，累計總感染人數已超過千人。此後感染人數略趨下降，16 日為 36 宗，17 日為 29 宗。17 日新增的 29 個病人，有 9 例為醫護人員。非典的感染在性別上沒有太大的區別，約 57％的染病者為女性。

　　在抗擊非典的過程中，醫護人員衝在第一綫，大量接觸病人，自然感染的可性最大。至 4 月 17 日，累計香港醫護人員感染人數上升至 307 人，醫護人員感染人數佔總感染人數的四分之一左右，出現了首位為對抗非典而殉職的醫生。3 月，屯門醫院接收了 3 名非典病人，但院內胸肺專科醫生不足，謝婉雯醫生自願由內科病房轉到非典病房工作。由於救治病人時情況危急，謝與一位男護士先後為病人插喉，兩人都感染致命病毒。她在 4 月 3 日留院治療，4 月 15 日轉入深切治療部。5 月 13 日凌晨四時，因搶救無效而去世。

　　時任特區行政長官董建華說，香港非典型肺炎爆發有三個大源頭：威爾斯親王醫院、京華酒店及淘大花園。那麼淘大花園是怎麼也成為一大源頭的？

　　淘大花園第一個得病的是一名 33 歲的男子，他在深圳居住，並經常到淘大花園探訪其弟。該名病人患有慢性腎衰竭病，之前在威爾斯親王醫院接受治療。3 月 14 日，他呈現嚴重急性呼吸系統綜

合症病徵。在 3 月 14 日和 3 月 19 日，他曾到淘大花園 E 座他弟弟的家裏，期間因肚瀉而使用該單位的廁所。其後，他的弟弟、弟媳婦和兩名在威爾斯親王醫院照料他的護士證實感染了非典。

之後，淘大花園不時有人感染急性呼吸系統綜合症，至 4 月 15 日，得病共有 321 人。感染的病人明顯都是居住在 E 座的，佔淘大得病總數的 41%，其次是 C 座，約 15%，B 座和 D 座，各約 13%，餘下的 18% 的病人分散在其他 11 座。淘大疫病的高峰期為 3 月 24 日，其後便逐漸減少。E 座病例主要在爆發初期發生，並呈現「點源」分佈模式，其餘各座樓宇的發病時間在三日後，而且分佈得較為平均。

淘大花園，特別是 E 座，為什麼會有這麼多人得病？衛生部門發現 E 座居民受感染的病人分佈特殊，當中有部分與其他非典型肺炎病人有接觸。此外，很多患病居民報稱有肚瀉病徵。從這些特點來看，應該是某些環境因素與疫症爆發是有關聯的。衛生部門曾在 E 座一個單位內進行測試，發現當浴室的排氣扇啟動後，空氣會從污水管經地台排水口倒流進入浴室。因此人們推測氣流可能把存於污水管內的帶病毒液滴散至浴室內，而浴室的排氣扇亦可能把這些液滴排放至分隔相鄰單位的天井，最後帶病毒的滴液通過窗戶進入其他單位。此外，很多嚴重急性呼吸系統綜合症病人的糞便都含冠狀病毒，而這種病毒在糞便的存活時間，相比附在物品表面的更為

長久。在淘大花園爆發的嚴重急性呼吸系統綜合症事件中，超過三分之二的病人都曾有過腹瀉，導致大量病毒排放至 E 座的污水渠。後來的研究結論是，源頭病人有可能首先透過 E 座的污水排放系統、人與人的接觸及大廈設施，令大廈內的一批住客感染病毒，然後再感染同座的其他住客。這些受感染的住客後來可能通過人與人的接觸及受污染的環境設施把病毒傳播給 E 座內外的居民。

非典疫病對香港各方面都是嚴重的打擊，香港的國際形象、旅遊業、經濟、財政等都大受影響。旅遊和相關行業，受到的打擊特別嚴重。從 3 月中旬至 4 月中旬，訪港旅客只有 88 萬人次，較 2002 年同期下跌了三分之一。香港市民外遊人次也大幅度減少，4 月的出境旅行團減少了 70%。受此影響，兩家香港航空公司縮減超過 40% 的航班，香港的酒店平均入住率從 2002 年同期的 87%，下跌至低於 10%。疫病使得就業更加困難。非典使零售、飲食和消費行業備受打擊。由於它們都是人員密集型行業，銷售額下降，可能會使就業情況惡化。這些行業的銷售額平均下降約 12%，僱用員工的總數下降約為 1% 至 2%。

特區政府採取了一系列積極措施，抗擊疫病。香港的科研部門和國際相關組織密切合作，加快對非典研究進程。3 月 21 日，香港大學的科研人員從患者體內發現病毒，初步認為是冠狀病毒，25 日獲得美國疾病控制中心和許多實驗室確認。4 月 14 日，美國和加

拿大實驗室分別宣佈獨立測出了這種病毒的全基因組序列。很快，中國軍事醫學科學院微生物流行病研究所和中國科學院北京基因組學研究所，也宣佈聯合測出了 4 例病毒基因組序列。接着，荷蘭 ERASMUS 大學實驗室的科學家則成功完成冠狀病毒實驗的動物模型，證實了病原體確為冠狀病毒。4 月 16 日，世界衛生組織正式宣佈非典病原體為一種新的冠狀病毒，並命名為 SARS-CoV 病毒。由於病理研究取得了較大成就，醫治上就基本做到了對症下藥。5 月 4 日，香港中西醫結合學會在港舉行首次非典型肺炎中西醫治療研討會，研討會邀請了內地與香港的中西醫專家，分別從中、西醫學的角度交流治療非典的實戰經驗。

此後，由於防治措施有力，隔離迅速，治療得當，得病人數迅速下降。6 月 23 日下午 3 時 12 分，香港特區行政長官董建華在香港淘大花園向媒體和公眾宣佈，已經得到世界衛生組織的正式通知，世界衛生組織已從 23 日起將香港從非典型肺炎疫區名單中除名。

香港衛生署統計，在 2003 年的 SARS 疫病衝擊波中，香港先後共有 1755 人受非典感染，299 人死亡，死亡率為 17%。

SARS 病毒之所以能在香港和中國內地廣泛傳播並造成重大危害，除了該病毒有強大傳播能力和毒性外，還與多方面的因素有關。包括人們最初對這種新型病毒認識不足、有關疫情的信息披露不夠及時全面、沒有一套應急機制等。此外，針對 SARS 這種新型

病毒，也沒有成熟的治療方案，在救治過程中，曾大量使用激素類藥物，有些是為了搶救生命必須的，有些則屬於過度使用，激素的副作用導致部分患者股骨頭壞死、肺間質纖維化等後遺症，對患者造成很大傷害。

今年，發生在武漢的新冠病毒，對世界各地都有較大的影響，香港也不能倖免。只要我們能很好地汲取 SARS 防控的經驗和教訓，迅速啟動疾病防控應急機制，果斷採取隔離防護措施、追蹤病患及密切接觸者，取消集會活動、及時公佈疫情，各類媒體大力傳播普及防病知識，是一定能夠戰勝疫病的。

香港食物及衛生局、衛生署與衛生防護中心於今年 1 月發佈了《香港特別行政區政府對公共衛生有重要性的新型傳染病預備及應變計劃》。1 月 25 日，香港行政長官宣佈，為了應對新型冠狀病毒肺炎的疫情，已提升防疫應變計劃到最高的緊急級別。雖然時至今日（2020 年 6 月），疫情仍未徹底消失，但相信只要香港特區政府與廣大市民能從內地的應對措施中總結經驗吸收有益的部分，結合本地的實際，科學應對，措施得當，香港是必定能夠控制新冠病毒的。

CHAPTER 08

第八章
防疫抗疫思想的發展

疫疾無情地摧殘着中華民族，而我們的民族卻一次又一次地抗擊戰勝了疫病。正直的知識分子在抗擊疫病的過程中，精通醫道，體察民情，積極尋找遏制、治療疫病的方法，為中華民族和世界民族的繁衍和興旺，發揮出了不可替代的作用。

防疫抗疫思想的發展

　　疫病肆虐和殘害人民生命的過程，也是中國勞動人民與疾病作不屈不撓鬥爭的歷史。中國古代許許多多醫學家艱苦卓絕的臨床實踐和理論總結，對防疫抗災所起的作用不容低估。早在西周時期，我們的祖先就已在探索導致疫病流行的原因，注意到了氣候和疫病的關係。東漢名醫張仲景總結出了一套認識疾病的理論，並且他已根據病情變化來制定不同治法，開創了中國古代醫藥對疫病的辯證施治方法。之後，經過歷代醫家對傳染病病原和傳播途徑的不斷努力探索，至清朝已形成了一個系統的辯證體系。

　　歷代都湧現出了研究疫病的名家，他們中的很多人著書立說，把自己的理論向醫學界和民間普及。如關於流行病流行的原因，有《內經》的「氣」、葛洪的「毒癘之氣」、吳又可的「戾氣」說，金元時期劉完素的火熱致病、李杲的「內傷學說」、王好古的「陰證論」，葉天士等人提出了衛氣營血溫病學說的傳變規律，認識了傳染病的發展規律，從而進行辨證的治療，使中國古代醫學對傳染病的治療進入成熟時期。

　　中華民族歷經磨難而不衰，飽嚐艱辛而不屈，醫學家們在疫病認識上的進步，是我們民族的巨大財富，至今仍有許多參考作用。

《內經》中的「寒」與「風」

　　醫學的發展，人類對疫病的認識更為詳細和深刻。

　　疾疫發生的原因是什麼？

　　春秋時秦國名醫醫和曾說：「天有六氣，降生五味，發為五色，徵為五聲，淫生六疾。六氣曰陰、陽、風、雨、晦、明也。分為四時，序為五節，過則為菑。陰淫寒疾，陽淫熱疾，風淫末疾，雨淫腹疾，晦淫惑疾，明淫心疾。」醫和從樸素的唯物論觀點出發，提出了六氣是導致疾病的基本原理。這一理論在當時十分流行。

　　被認為主要編撰於春秋戰國時期的《周禮》也談到了這個問題：「天有五星，故有五行，以為寒暑，以為陰、陽、風、雨、晦、明，分為四時，序為五節，淫則為災，以生寒熱少腹惑心之疾。」將四時、五節、六氣等氣候變化和人體的變化結合起來作為主要的致病因素，表明了人與自然相關的原理。根據六氣病原理論，人體不能適應自然變化，就很容易發生疾病。這一理論奠定了機體與外界環境統一性的科學基礎，這一病原理對以後中醫解釋疫病產生了深刻的影響。

　　大體也是編於這一時期的《內經》，對疾病的傳染和預防開始有了較為全面的認識。在《素問·刺法論》中記錄道：「余聞五疫之

至皆相染易，無問大小，病狀相似。」已充分認識到疫病流行對人民生命的嚴重威脅。

《內經》也是從六氣理論來認識疫病的病因病原。《素問·熱論篇》中把「寒」作為假定的病原，因為古人認識到氣溫變化可以影響人體。書中說：「凡病傷寒而成溫者，先夏至日為病溫，後夏至日為病暑。」以夏至日為界，所得疾病不相一致，人們已開始對傷寒、溫病、暑病有了基本的認識。

《靈樞·百病始生篇》中探索了患病原因：「風雨寒熱，不得虛，邪不能獨傷人，卒然逢疾風暴雨而不病者，蓋無虛，故邪不能獨傷人。此必因虛邪之風，與其身形兩虛相得，乃客其形。」從中可見，正常的氣候變化如風雨寒暑並不能使人致病。疾風暴雨，雖非正常氣候，也不會單獨使人生病，而一定要人在其身體虛弱時，再加上「虛邪」之風的侵襲，才會使人生病。「虛邪」是什麼？這是一個古人無法也無力去認識的致病病原。

《素問·六元正紀大論》中說：「陽明司天，終之氣，其病溫。」傷寒有時稱溫，是天與氣合作產生的一種疫病，所以如麻風病在《素問·風論》中稱「大風」、「癘風」，認為其致病原是「風」，而暑風、暑瘲類夏季傳染病，其致病原是「暑」，《素問·陰陽應象大論》中也談到「科傷於寒，春必病溫」，疫病是氣候對人綜合影響的結果。

按《內經》的說法，人類的傳染病主要是傷於「寒」。為什麼傷於「寒」，主要是為「風」所侵襲。「風」其實就是四時六氣。因此人們得傷寒溫熱疫病的原因，主要是四時季節的紊亂。

張仲景的六經八綱

兩漢時期名醫輩出，張仲景是其中比較出色的一位。

他生活在東漢末年，這是一個極為動盪的時代，南陽地區在建安年間一再有疫病肆虐，許多人因此而喪命，張仲景家族有 200 餘人，疫病後幸存下來的僅佔 1/3。面對如此悲慘的景象，張仲景內心十分悲痛，經數十年含辛茹苦的努力，終於寫成了《傷寒雜病論》這部光輝的醫學典籍。

《傷寒雜病論》共 16 卷，內容包括《傷寒論》、《雜病論》兩個部分。他認為傷寒是「冬時嚴寒，萬類深藏，君子固密則不傷於寒，觸冒之者，乃名傷寒耳。」實際上是霍亂、流行性感冒、肺炎等多種外感熱病的統稱。

他按症候群分為太陽、少陽、陽明、太陰、少陰、厥陰六大類型，包括了今天的中風、傷寒、濕溫、熱病，是熱病的總稱，作為辯證論治的綱領，強調治療不當，會引起變證、壞證的嚴重性。

他以八綱（陰、陽、表、裏、寒、熱、虛、實）來辨別疾病的屬性、病位、邪正消長和病態表現。因此辯證論治不僅為診療一切外感熱病提出了綱領性的原則，同時也給中醫臨床各科找出了診療的規律。

他創立了世界上較早的病因學說，認為病因共有三條：一為經絡受邪入臟腑，為內因；二為四肢九竅，血脈相傳，壅塞不通，為外皮膚所中；三為房室、金刃、蟲獸所傷。

在《傷寒雜病論》中，張仲景談到了當時流行的很多傳染病。除了他認為的「太陽病或已發熱，或未發熱，必惡寒、體痛、嘔逆、脈陰陽俱緊」的傷寒外，還有如「嘔吐而利」的霍亂。可能由於當時瘧疾為患較為嚴重的緣故，他對瘧疾尤為重視。談及瘧疾病因時，他說：「夏傷於暑，秋生痎瘧」，「長瘧疾皆生於風」等。他也談到了結核病：「勞之為病，其脈浮大，手足煩，秋冬瘥，陰寒精自出，酸削不能行。」在同時期的世界範圍內，張仲景的認識是獨一無二的。

葛洪的「毒癘之氣」

葛洪對傳染病的病因認識，大體上是基於《內經》的「風」和

「氣」說，並有所拓展。

葛洪對傳染病的認識，主要集中在他的《肘後備急方》中。在書中他對肺結核、天花、傷寒等傳染疾病的症狀、病因、治法等有許多詳細的論述。

兩晉以前，稱疫病為「天行」，意思是天降的災禍，有鬼神在作怪，所以流行得非常快，是急性病。但葛洪並不這樣認為，他對急性傳染病病因進行了探索。認為「毒癘之氣」能引起傳染病流行，「有癘氣兼挾鬼毒相注，名為溫病」，具體描寫了疫病的傳染病因是「毒癘之氣」。他認為這種「毒癘之氣」能侵犯皮膚，能造成感染性休克，「毒入腹則殺人」，「毒癘之氣忽逢觸之，其衰竭」而「卒死」。他論述到具體傳染病時，認為各病的致病「毒癘之氣」有所不同，因而他的論述中有「寒毒」、「溫毒」、「惡毒」、「狂犬所咬毒」、「蠱毒」、「風毒」、「溪毒」、「射工水弩毒」、「沙蝨毒」，並且提出「毒有差別」，致病各異。

葛洪對結核病症狀的多樣性，描述得十分翔實。葛洪認為結核病會傳染，並且在人體上發生各種變化。人要是染上了這種病，往往畏寒發熱，渾身疲乏。這種病的病程很長，常常弄得人精神恍惚不寧，內心悶悶不樂，弄不清究竟哪兒不舒服。感染這病後，人就感到飲食乏味，四肢無力，身體消瘦乾枯，長年累月，逐漸出現全身遲鈍、衰弱，以致死亡。

葛洪亦是世界範圍內最早記述天花的醫家，較完整地記錄了天花發疹的順序、形態、預後、疹後的表現。

他談到了傷寒病，認為傷寒有數種，用一種藥去對付各種傷寒病已不能滿足臨床的需要。他認為霍亂是由飲食傳染的，「凡所以得霍亂者，多起飲食」。

他也談到了急性傳染肝炎，說這病開始時患者發覺四肢很沉，動起來不怎麼靈活，沒有幾天眼白發黃，逐漸面部及全身都泛黃。他稱這種病為「虜黃病」，今天醫學上的認識實際上就是急性黃疸肝炎，傳染性較強。

葛洪還記述了一種叫沙蝨的寄生蟲病。這是由一種比細菌還要小的微生物立克次體引起的急性傳染病，是由寄生在嚙齒類動物身上的恙蟲叮咬後得的疫病。

巢元方的「乖戾之氣」

隋煬帝大業年間，巢元方為太醫博士，奉隋煬帝的命令編輯《諸病源候論》。在書中他論述了各種疾病的病源、病機和症狀，特別是對各種傳染病的病因病理有較為深刻的認識和研究。

巢元方突破了前人的見解，提出了不少獨特的論點，把當時

的病因學提到一個嶄新的水平。在巢元方以前，醫學家論述流行性傳染病時，通常把它列入傷寒、溫病和時行病中，認為是天氣不正常，氣候突變，人觸冒了寒毒而引起發病。巢元方經過仔細觀察，發現氣候異變的確能引起疾病，他說：「時行病者，是春時應暖而反寒，夏時應熱而反冷，秋時應涼而反熱，冬時應寒而反溫，非其時而有其氣。是以一歲之中，病無長少，率相似者，此則時行之氣也。」

巢元方認為氣候變異引起的有些病並不一定會傳染，而有些病的傳染性很強，會引起大流行，甚至導致整戶、整村人染病而死，這是因為天地間另有一種「乖戾之氣」，是造成傳染病流行的原因。他認為：「夫時氣病者，此皆因歲時不和，溫涼失節，人感乖戾之氣而生，病者多染易。」可見巢元方所謂的乖戾之氣，具有病原體的性質。

巢元方認為人們感染傳染性流行病的原因與人的身體狀況大有關係。當人體虛弱時，惡毒之氣就能侵入人體。這種毒氣進入經絡後，可一直鑽入人的心腹，人就得疫病了。有的人到停放着屍體的喪家去，身體虛弱者就會感染病菌，因為他經絡腑臟活動緩慢。有的人因悲傷哭泣，情緒不穩，腑臟虛弱，兇邪之氣也很輕易地鑽入體內，使人四肢沉重。也就是說，抵抗力差，疫病就會乘虛而入。

他指出，疫病通常是經口傳播的，「鬼毒之氣」常經過飲食進

入人的心腹內，停在裏面不出來，因而人們稱其為「毒注」。他認為因飲食而引起病菌經口傳播，發生疫病，因而人們欲預防疫病，須講究飲食衛生。

他認為疫病另一經常傳播的途徑是接觸性傳播。他認為人如果身體不適，陰陽不調和，血氣虛弱，與患疫者的人共同居住在一起，或「看侍扶接，而注氣流移染易」，就會得與病者相似的疾病。如果到因疫病而去世的人家中去，很有可能會得與死者相似的疫病。如果他也將死去，也很容易把這疫病再傳給他人。

劉完素的火熱說

劉完素生長於宋朝南遷的動亂時期，戰火連綿，天災人禍，疫疾流行。北方地氣乾燥，在戰亂中風餐露宿，很容易患外感熱性病。當時局方盛行，醫生多喜用辛溫香燥的藥物，而劉完素用藥偏於寒涼，已到了「左右逢源，百發百中」的程度。

劉完素的學術思想大部分是從《內經》中發展而來的。他推崇《內經》的運氣學說，認為人體的內在條件和外界有着密切的關係，自然界的變化對人體的生理活動和病理現象，有着極為密切的影響，但同時他也反對那種認為人體疾病的發生和發展，完全受自

然氣候變化支配的片面觀點。

在病機的闡發上，劉完素認為「五運六氣有所更，世態居民有所變」，一味用辛燥之法治療熱性病難於收效。他認為火熱為導致多種證候的原因。風、溫、燥、寒諸氣，在病理變化中，皆能化火生熱，而火熱也往往是產生風、溫、燥的原因。他的這一觀點被後人稱為「六氣都從火化」。

劉完素對治療火熱病作出了很大的貢獻。從「六氣都從火化」的論點出發，他對火熱病的治療有着一整套的方法。他治療外感熱病常用寒涼藥，提出了許多獨創的見解，用藥上都是以辨證論治作為基礎。他提倡的用寒涼之劑治外感熱性病的方法，為當時許多人所接受。

劉完素的學說影響很大，他的「火熱致病說」，是將溫熱從傷寒的範疇中分離出來自成為一種學說的開端，可以說他是溫熱學派的啟蒙者。劉完素的弟子世世相承，不斷豐實他的理論，著名的弟子有穆子昭、荊山浮屠、馬宗素、董系。荊山浮屠一傳羅知悌，再傳於朱震亨，於是河間學說由北方而傳播到了江南。朱震亨弟子趙道震、趙以德、戴思恭、王履等生活於明朝，醫學上有較大成就，所以劉完素的「火熱說」一直影響到明清時期，對溫病學說的形成和發展有深遠的影響。劉完素總結出治療熱性病的一整套方法，給後人治療溫熱病及各種傳染病以很大的啟示。

張元素的靈活辨證

　　金元時期，朝廷常將太醫局制訂出來的方劑向外推廣，時稱「局方」。藥舖裏出售的藥品，常常是照局方配製的丸、散、膏、丹等成藥。一般的醫生也按局方治病救人，但往往發現局方有許多缺陷的地方。於是一些醫學家開始反對抱殘守缺和因循守舊，探索新的醫療方法，提出不同的學術見解。張元素就是其中的一位。

　　張元素是與劉完素同一時期的醫學家，但比劉完素年輕。他主張古方不能治今病，認為：古今氣候不一樣，形勢已發生了變化。古方治古病，現代的病既然不完全與古病相同，當然古方治今病是不起什麼效果的。

　　張元素認真探討了《內經》有關臟腑生理、病理的論述，創立了臟腑寒熱虛實的辨證學說，尤其重視對臟腑虛損病機的探討。他對藥物的氣味、歸經、補瀉諸理進行了深入的探索，因而遣方用藥更加靈活，對藥物歸經的研究獨具卓見。他認為只有正確理解藥物的性味和歸經的關係，臨證處方時才能對症下藥，取得滿意療效。

　　他不同意劉完素治疫全用寒涼藥物的做法，認為如果得的是熱病，應先服用些溫熱藥讓汗發出來，病好起來就快。如服用大寒藥物，汗發不出來，體內無陽盛陰，會造成脈緊頭痛。

　　張元素其實與劉完素在重視五運六氣上是一致的，不同的是劉

完素認為治療熱病用寒涼藥物，而張元素主張要辨證施治，他們各自有別，互有影響。

張從正的攻邪法

張從正是一位比劉完素更為激進的醫學家。他認為「治病重在驅邪，邪去則正安，不可畏攻而養病。」在疾病分類上，他根據劉氏的六氣說，把各種疾病分為風、暑、濕、火、燥、寒六大門類，並加入內傷、外傷、內積、外積等以概其餘。其治病方法宗《內經》和《傷寒論》的汗、吐、下三法。由於他在臨床上常用瀉下劑和催吐劑，尤其注意瀉下法，故後人稱他為「攻下派」。

張從正認為凡是風寒之邪所發的疾病，在皮膚之間和經絡之內，可用汗法。凡是風痰宿食，在胸膈或上脘，可用吐法。凡寒濕痼冷，或熱客下焦等在下的疾病，可用下法。

張從正時期，河南一帶人口大增，社會經濟出現繁榮的局面。在較為優越的生活條件下，發生的傳染病也就比較多。但是在醫生和病人中流行着一種好補的風氣，醫生不論病人病情，寒熱虛實，濫用熱藥補藥，常常致使病情惡化，耽誤了治療，以致死亡。他認識到濫用熱藥、補藥是非常有害的，因此在醫療實踐上他提出了

「虛者補之,實者瀉之」的治療原則。

張從正認為凡病皆由邪,攻擊其邪,病人能食,才是真正的補。補法只宜於養生,若論治病,唯有攻邪。補法不可輕用,「惟庸工之治病,純補其虛,不敢治其實,舉世皆曰平穩,誤人不見其跡,渠也自不省其過,雖終老而不悔」。

李杲的內傷與溫補

李杲曾跟隨張元素學醫,幾年之後,「盡得其學,益加闡發」,醫治技術超過了老師,尤其擅長治療傷寒等傳染病。

李杲生活的金代,社會秩序動盪不安,人民生活比較痛苦,他認為飢飽失常、營養缺乏、精神恐怖,是造成內傷疾病的主要原因。這些疾病單純運用發表攻下的方法是不能全部解決問題的,應從增強胃腸機能着手,增加營養,增強人體對疾病的抵抗力。

當時一般的醫生都因循守舊,不注意辨證施治,很多人被他們誤治致死。而李杲在對張仲景《傷寒論》仔細研究後,覺得當時出現的許多疫疾,似乎並不能全部按照傷寒症狀去處理和解釋。

金哀宗時,元兵大舉南下,包圍了金都汴梁。半月之後撤走,但城內出現了疫病。疫病流行高峰達 3 個多月,前後死人近 100

萬，而當時許多庸醫抱殘守缺，不根據疫病的實際情況，硬是照搬治傷寒外感的辦法來醫治，結果療效甚微，所用藥物不起作用，並不能救活病人。李杲認為這麼多人得的病，並非外感風寒，似乎是另外一種疫病。他推論道：汴京被圍的兵荒馬亂之際，人民流離失所，飲食沒有規律，起居沒法定時，勞累困頓，這樣子維持了兩三個月，自然會引起胃氣虧乏，抵抗能力減弱。一旦情況好轉，飽食太過，馬上就會傷人，如果調治失宜，必死無疑。這時死人的疫病菌再一流傳，疾病馬上就會傳開，因而這樣的疫病肯定不是傷寒。然眾醫們一般都把它作為傷寒治療，有的發表症，有的讓病人服用巴豆，有的服用陳氣湯下瀉，結果食物積在胸間，人渾身發黃，再以陷胸湯丸及茵陳湯下瀉，這樣的醫治全把病人往死路上趕。不是傷寒病，而當作傷寒來治療，用藥發生錯誤，變成了像真傷寒症，這都是用藥不當造成的。他認為這些人是由於元氣耗傷，成了內傷病的緣故，因而必須別創新法，才能救治患者。

李杲對《內經》深刻研究後，通過臨證實踐，積累了豐富的經驗，提出了「內傷脾胃，百病由生」、「人以胃土為本」的論點，並形成一種獨創的系統理論。

李杲認為氣與人體病理變化有着非常密切的關係。內傷病的形成，是人體內部「氣」不足的結果；氣所以不足，又是脾胃受到損傷的結果；脾胃是決定人的元氣虛實的關鍵，是健康之本。脾胃在

精氣的升降運動過程中，具有樞紐的作用。李杲指出內傷病主要是飲食不節、勞役過度、精神刺激三因素綜合造成的。他強調，內傷病病理變化的主要機制，就在於氣火關係的失調。元氣不足時，陰火就亢盛囂張，反之，元氣充沛，陰火自然戢斂下降。陰氣主要是由飲食不節等原因損傷脾胃元氣引起的，而勞役過度和情志不寧，也會直接引起陰火上沖。

李杲認為內傷病既然是由脾胃氣虛引起的，所以升降失常也就成為病理機制的關鍵。他說內傷病之惡寒，主要由「脾胃不足，榮氣下流，而乘腎肝」所致。內傷病與外感傷寒同有發熱，但發熱病理是不同的。內傷病的頭痛、發熱、煩渴等症狀，外感傷寒也有，因此要仔細地從脈象、寒熱、頭痛等方面進行鑑別。

由於李杲在疫病研究上獨樹一幟，認為疾疫大都起源於消化系統機能衰弱，主張在治病中調整脾胃，以理脾健胃為主，採用「溫補」療法，所以後世稱之為「補土派」或「溫補派」。

朱震亨的滋陰降火說

朱震亨從學於名醫羅知悌，曾對劉完素、張從正、李杲等名家的著作進行認真研究。他晚年講學，從遊甚眾，弟子有戴思恭、王

履等人，都是元末明初的醫家。

江南地區氣候濕潤，因而濕熱相火為病最多。朱震亨生於江南，看到當時局方盛行辛燥藥，但治濕熱相火並不見效果，因此他反對機械地用局方，提出了「陽常有餘，陰常不足」的論點，提出應注重保存陰精。他認為陰陽是指氣血，人體常居於陽動的狀態之中，精血陰氣，最易耗損，故七情五志不宜妄動，以保持陰精。在臨床上，他提出要「滋陰降火」，因而被稱為「滋陰派」的代表人物。

他學宗劉完素，對火熱類疾病及其病變機制有深刻的領會。他明確提出了人身的火有「君火」和「相火」之分。其中「相火」在正常情況下是人體生命活動的原動力，是生理機能活動的反應。人體所有的功能都是由於「相火」推動作用的結果，因而十分重要。「相火」妄動為賊邪，如反常則可妄動，從而產生許多病變。且「相火」屬陽，如果妄動，必然煎熬真陰。陰液受傷，就會出現各種病症，「陰虛則病，陰絕則死」。

在臨床上，他總結出了許多有獨創性的見解，給後世啟發很大。他對邪火亢盛而陰精不足之症慣用降火之劑，反對濫用辛燥藥物，認為：「人虛火盛狂者，以生薑湯與之，若投冰水正治，立死。」「凡火盛者，不可驟用涼藥，必兼溫散。」

王好古的陰證論

王好古曾與李杲學醫於張元素，後又從李杲學習，因而他的學術思想受張、李二人影響較大。

王好古認為無論是內傷或外感疾病，主要是由內因引起的，因此他非常重視內因的作用。人發病主要是由於人體本虛，體質不夠強壯。若人體不虛，腠理固密，就是受到外邪侵襲，也是很容易抵抗的。他認為溫病的產生，主要是「因房室勞傷與辛苦之人，腠理開泄，少陰不藏，腎水涸竭而得之」。「若腠理以閉拒之，雖有大可苛毒，莫之能害矣，何溫病之有哉！」他認為人的陽氣全部深藏於腎中，如果人不去騷擾腎，六陽就安靜地駐在腎內，人也就不會生病，外邪不會侵入，「此傷寒之源，非天之傷人，乃人自傷也」。在他看來，傷寒得病的主要原因是在人的本身。

王好古認為內傷或外感病都可以按六經辨證施治。他的辨氣血之體、辨陰陽二證、辨內外傷、辨傷寒六經的傳變等辨證方法，都很有實用價值。

王好古認為：「傷寒，人之大疾也，其候最急，而陰證毒為尤慘，陽證則易辨而易治，陰證則難辨而難治。」他對陰證的發病原因、證候、疹斷和治療等都作了深入的研究。他指出：傳染病後期的病人，因證候的傳變，身體機能減退，以致身體虛弱，轉為

陰證，在處方用藥上，應用溫養脾腎之藥，不應使用寒涼或下瀉之藥。

吳有性的戾氣說

　　吳有性，擅長治療傳染病。其理論主要在《瘟疫論》一書中。

　　明朝自嘉靖以後，傳染病大流行，遍及陝西、江蘇、山東、四川、河北、山西、浙江等省。在吳有性寫成《瘟疫論》的前一年，即崇禎十四年，發生了疫病大流行，最嚴重的是山東、浙江、河北、江蘇等省。他目睹在這次疫疾流行期間，因治療不當或遷延致死者比比皆是。當時醫生大多用寒法來治疫病，但往往不見效果。如此慘狀，吳氏十分悲痛，指出患者「不死於病，乃死於醫，乃死於聖經之遺亡」。在這次疾病流行期間，吳有性獲得了許多經驗，《瘟疫論》便是在上述歷史背景下產生的。

　　吳有性在《瘟疫論》中提出了傳染病病因學的新觀點 —— 戾氣說。他認為，傳染病的發生，既不是由於四時不正之氣，也不是由於外感伏邪，乃是感染了一種戾氣。他認為戾氣絕不是什麼虛無、空洞的氣，而是一種客觀存在物質性的實體，「氣即是物，物即是氣」。他認為，戾氣有許多種，所以又稱之為雜氣。戾氣具有

多樣性，傳染病的臨床證候，並不是千篇一律的，每病都有各自的特點和規律。傳染病是多種多樣的，不能混而言之曰瘟疫，或分而言之曰瘟、曰疫，所謂瘟疫乃此類傳染疾患的統稱。如大頭瘟、蝦蟆瘟、瓜瓤瘟、瘧疫等等，只能說是一類疾患，並不能說是一種疾患。傳染病其所以有多種不同，正是由於感染了不同的戾氣。

吳有性認為戾氣有特適性，發生了什麼樣的傳染病，或者某些臟器組織受到了侵害，並不取決於什麼「五運六氣」，而是依據感染了何種戾氣為轉移的。

他認為戾氣偏中性，並不是所有能使人致病的戾氣，都能使動物致病；反之，能使動物致病的戾氣未必就一定能使人致病。不僅如此，在各種不同種屬的動物之間，對各種戾氣也具有不同的感受性，所以有牛瘟、羊瘟、雞瘟、鴨瘟。究其原因，其一為感染的戾氣不同，其二為人或動物對某些特殊戾氣具有一種制約因素。

他在流行病學的論述方面也有獨特的見解。認為傳染病的傳染途徑有二：一是空氣傳染，一是接觸傳染。

吳有性在提出戾氣說的同時，又批駁了傳統的三種病因學說。

其一為時氣說。他認為寒、熱、溫、涼乃是一年四季外在環境的自然現象，所謂非其時而有其氣，實不過節氣的趨前錯後，寒熱溫涼到來的遲早不同而已，未必因氣候略為增減損益便導致傳染病的發生。他認為外界的氣候對機體的不良刺激，是可以成為誘發疾

病因素的，但並不等於就是傳染病。其二為伏邪說。他認為，人體是一個統一的完整的有機體，致病因素（邪氣）對人體的正常生活機能來說，是一個對抗性的矛盾，勢不兩立。不論是全身或局部，一旦遭受邪氣的侵害，如若抵抗力不足便會引起人體的機能失常而發生疾病。根本不可能出現冬季受寒、春季發病的事情。其三為癘氣說。

他的學說對後世傳染病學發展有着極為重大的意義。後人高度評價道：「又可先生，卓識偉論，真乃冠絕古今」，「其殆瘟疫科中之聖乎！」

葉天士等人的溫病學說

明初醫學家王履在傳染病上的思想，受金元四大家學說影響，研究了傷寒、溫病、熱病，提出了新的見解。他認為傷寒、溫病、熱病「三者皆起於傷寒，或者通以傷寒稱之」。他將傷寒和溫病進行了區分，極力主張要分別治療。他還分析了溫病、熱病的不同治療方法。在他之前，學者論溫病和傷寒往往相混。王履的觀點，使溫病從傷寒中另立出來，他可以說是「溫病學說的奠基人」。

王履的觀點對明末葉天士等醫家創立溫病學說初步奠定了

基礎。

吳縣醫家葉天士對溫熱病的研究極深，貢獻最為突出，不論在闡述病機或探討辯證，都有卓著成就。

他認為：以前有許多醫生認為溫病是感受了寒邪才發病的，這種看法是不正確的。溫病感受的是溫邪。溫邪侵犯人體的途徑並不是通過皮膚，而是通過口鼻而進入體內。其中有的是由呼吸而犯於肺，有的是由飲食而犯於脾胃。所以有的表現為發熱惡寒、鼻塞咳嗽，有的表現為發熱身重、胃悶或惡心嘔吐。溫病的發展是有一定規律的，初起時往往有類似感冒的表現，此時病邪在表，稱為衛分證；若病邪向裏發展，熱勢進一步加重，就會出現大熱、口大渴、出大汗等症狀，此時稱為氣分證；若病情進一步加重，就可以出現發熱，至夜間特別加重，心煩，甚至說胡話，口雖然乾但飲水反而少，舌頭呈深紅色，這是邪熱灼傷了營陰，稱為營分證；如全身出現了斑症，或者有吐血、鼻中大出血、大小便出血等症狀，那就稱為血分證。他明確指出了溫病的病因是溫熱之邪，其感受途徑是口鼻清竅。他把溫病的整個病理過程，劃分為衛、氣、營、血四個不同階段，以此作為辨證論治綱領。

葉天士還提出了溫病的傳變規律：由衛而氣而營而血是為順傳，由肺直陷心包是為逆傳，從而創立了「溫邪上受，首先犯肺，逆傳心包」的理論。他認為在溫病發病的過程中，經常會發生神志

昏迷的事情，過去醫家都認為是由於胃中熱邪太盛，擾亂了心神的緣故，但這種看法是有缺陷的。因為熱邪可以直接侵犯到心的外圍，即心包，造成心神失常，其中如在衛分證階段就出現神志昏糊的，稱為「逆傳心包」。因此治療神志昏迷者不僅要清除胃中的熱邪，還常要用清泄心熱、開通心竅的方法。溫病過程中的病理變化，古人比較強調保護和補助人體陽氣，他們認為致病原因為寒邪，而寒邪容易損傷的是陰氣。而實際上，發病過程中病人最易耗損的是陰液，這是因為溫病的病邪屬溫熱性質，病理變化又以邪熱亢盛為特點，火熱之氣必然要煎熬陰津。人體的陰液主要由胃津和腎液組成，一般來說，腎液的損傷比胃津更為嚴重。

他的這些理論，主要載於他的著作《溫熱論》中。該書闡明了溫病發生、發展的規律，提出了溫病四個階段辨證論治的綱領，為溫病學說理論體系的形成奠定了基礎。

與葉天士齊名的薛雪，在溫病學說也有許多發揮，可補葉天士理論的不足。

薛雪特別善於治療濕熱病。濕熱是時疫中的一種證型，很難治癒。他著有《濕熱條辨》一書，論述了濕熱病因、病機、證治，進一步豐富和完善了溫病學說。他認為濕熱病因是濕熱之邪，感受途徑多由口鼻而入，少部分從表侵入。他明確指出濕熱病變中心在脾胃，主張既要判斷濕熱之邪孰輕孰重，又要觀察人體正氣盛衰情況。

清代對溫病學說的具體化

清初名醫劉奎，著有《松峰說疫》、《瘟疫論類編》等研究傳染病的著作。

他提出瘟疫、寒疫、雜疫三病不應相混，認為疫病千變萬化，簡而言之就是這三種。瘟疫，是熱之始；熱者，是瘟之終。瘟疫始終屬熱症。剛感染時就發熱，其病機始終為熱。瘟疫與傷寒有所不同，起初不是因感受寒氣而得病。春夏秋冬天氣忽然發熱，毛細孔張開之時，或者突然暴寒，引起頭疼、身熱、脊強，這就是寒疫，係天作之孽。雜疫範圍較廣，除諸瘟、諸掙、諸痧瘴等暴怪之病外，凡瘧、痢、泄瀉、脹滿、嘔吐、喘嗽、厥痙、諸痛、諸見血、諸癰腫、淋濁、霍亂等疾，都包含其中，因此治療方法有多種多樣。根據現代醫學科學知識來分析，所謂溫疫，係指常見熱性病；寒疫，可能指冬春常見的感冒傷風；雜疫，係泛指內、外等科感染性熱病。

他認為治療疫病時，要區分天時中的亢旱而燥熱煩灼與霖雨而寒濕鬱蒸之間的不同；區分忽寒而忽暖與倏晴而倏陰之間的不同；區分七情之有偏注與六慾之有匿情之間的不同；區分老少強弱的不同體質；區分富貴貧賤的不同身體素質。通過仔細的分析和觀察，再加以望、聞、問、切，一一對照參考。尤其要反對有些醫家的瘟

乃熱病的看法，絕對不能恣意亂用大苦大寒之劑，使得表裏凝滯，貽禍害人。

淮陰名醫吳瑭的代表作是《溫病條辨》，著於嘉慶三年（1798年）。書中他制定了一整套比較系統的瘟病治療方劑，使溫病學的理法、方藥更臻於完備。

他認為傷寒和溫熱之間有水火之分，寒病之原於水，溫病之原於火。傷寒病之寒邪，是水之氣。溫熱病之溫邪，是火之氣。這便是傷寒、溫熱病機的最根本區別。他採用了分辨陰陽水火的理論作為溫病學說的主導思想，用三焦辨證綱領分別於傷寒六經分證，並認為溫病的病機是從三焦而變化的。所謂三焦辨證，是以溫熱病傳變情況，劃分為上焦（心肺）、中焦（脾胃）、下焦（肝腎）自上而下的三個階段，共統領 11 種溫病。他提出的三焦辨證，是結合其所屬臟腑來討論溫病的病位、病熱，這就揭示了溫病病程中臟腑互相影響的內在聯繫與傳變的一般規律。他的三焦辨證，可與葉天士的衛氣營血辨證相輔相成。

他還對葉天士醫案中散存的溫熱治法加以總結，並系統地選擇和組織了一整套適合於溫病的治療方劑，歸納出了清絡、清營、育陰等治法，在溫病危重階段及時應用中藥「三寶」（安宮牛黃丸、至寶丹、紫雪丹）等。

《溫病條辨》在溫熱病的病機、辨證、論治、方藥等方面均有

精闢的論述。吳瑭把溫病學說具體化了，使其成為系統的理論體系，至今對急性傳染病的防治仍然起有一定的指導作用。

浙江名醫王士雄，一生中無數次遭遇了溫熱、霍亂、疫癘諸病的大流行，所以他對疫病的研究極為深刻，成為清代溫熱學派的主要代表人物之一。

王士雄認為溫熱病有新感與伏氣之分，用藥反對驟下、溫補，主張以涼潤、清解為法。他選集各家學說，取長捨短，參己見寫成了《溫熱經緯》一書。該書闡明了溫熱的病源、症狀、診斷和治療的原則，系統地把明清以來的溫熱病研究作一總的概括，給人以溫病區別於傷寒的總印象。該書至今還被列為研究溫病的必讀書，對後世影響極大。

溫病學說到了清代，已進入成熟時期，葉天士、薛雪、吳瑭、王士雄是最負盛名的四家，而王士雄最為後起，他綜合了各家之長，而又有個人創見。

王士雄的另一重大貢獻是對霍亂病的治療。他以多年經驗積累寫成的《霍亂論》，對霍亂的病因、病機、辨證、方藥，詳為論述，對後世影響極大。他認為霍亂的病因與外因六淫之邪有關，但必須把非時疫霍亂與時疫霍亂區別開來。時疫霍亂是熱霍亂，其病因主要是一種疫邪，這種疫邪是由於飲水惡濁所致，非時疫霍亂一般是六氣為病，偶有所傷而致陰陽二氣亂於腸胃胸中，這種霍亂不

至沿門闔境為災，多屬於寒霍亂。時行霍亂多發生於夏熱亢旱酷暑之年，一旦流傳，常會闔戶沿村，風行似疫。從證候看，多屬濕熱。

CHAPTER 09

第九章
抗擊疫病：民族精神不可戰勝

疫病對社會的衝擊很大，不但造成大量人員的死亡，而且還令人們的心理產生很大的陰影。在缺醫少藥的時代，先人們是束手待斃還是樹立信心與疫病作不屈不撓的鬥爭？有時，明知這種抗爭沒有多少用處，甚至會犧牲大量人員的生命，但還是表現出了英雄者的氣概，想盡一切辦法力圖戰勝疫病，表現出了豪邁的氣概。

抗擊疫病：民族精神不可戰勝

　　疫病的到來，與之相伴隨的是人們對命運的抗爭，決不向疫病低頭的勇氣在中國古代是一以貫之的。無論帝王、官員，還是普通百姓，難免有時會產生出退縮的情緒，但更多的是凝聚精神思想，用一切科學的辦法和措施，與疫病作殊死的鬥爭，眾志成城，昂頭挺胸，跨過了一個又一個的困難。

守望相助：緊急抗疫救濟

　　疫病一旦產生和流傳開來，從中央政府到地方各級政權都會採取一些積極措施，來渡過暫時的難關。

　　常見的一種措施是帝王自責。帝王主動承擔責任，認為疫病的流行是自己的政事有問題所導致的。這樣做的目的，其實是以退為進。在災疫面前，帝王承認錯誤，以求得官吏們和普通百姓的諒解，從而樹立抗災自救的信心。漢代自責的第一個帝王當是漢文帝，此後如西漢元帝、成帝、東漢桓帝等都有因疫病而自責的詔書。一些帝王和官員審時度勢，會主動要求減膳、罷遊樂活動等，將其費用用於救助染疫的災民。唐文宗時江南大疫，他「竭減國用」，除宗廟所需比較急切外，所有「舊例市買貯備雜物，一事已上，並仰權停，待歲熟時和則舉處分」。

　　減輕經濟負擔是政府採取的最普遍措施。百姓染上疫病，輕者需要醫藥救治，重者死亡，甚或一家數人去世，也有滿門死絕的。對活着的人來說，在天災人禍之下，再要按正常年景向國家交納賦稅，實在是力有所不及。疫病常常隨着水災、饑荒、蝗災等一起到來，會形成農業歉收，農民收入下降，因此免稅之類減輕農民負擔的措施在一定意義上是有利於人民生活的。漢宣帝元康二年（前 64 年）疫災後下詔，染上疫疾之家，一年可以不交租稅。唐宣宗大中

年間，江淮大疫，災情嚴重，宣宗下令：受疫肆虐的淮南、武寧軍等節度觀察轄內，自貞元以來拖欠政府的缺額錢物攤派先放免三年，三年以後再行交納。本年的兩稅錢物，在上供、留州、留使三份內均攤放免一部分。各地用常平、義倉斛斗救濟百姓的，由政府在秋熟以後再填納。各州縣要減價出糶糧食給受災百姓，「以濟周貧」。所有放免的租賦貢物，州縣必須在鄉村要路一一榜示，使閭閻百姓能全部透徹地了解。

傳播普及醫學知識是抗擊疫病的重要措施。唐五代時曾編纂頒行簡便易用方書，並錄於木板石條上，在村坊要路曉示，對疫病防治的作用直接有效。唐玄宗開元年間曾令各州都要抄寫陶弘景的《神農本草經》和《百一集驗方》，一旦出現疫情，可隨時取出照方用藥。不久，又「親制《廣濟方》頒示天下」。天寶五年（746 年）他又頒敕令各郡縣長官把《廣濟方》中常用藥方、要點摘錄下來抄到木板上，在各村口要道上榜示。他還生怕各州縣抄寫有誤，以免用藥出現差錯，特地讓採訪使派人去校對。唐德宗也披閱方書，挑選簡要明了的醫方，這些醫方又在實踐中屢屢試用，「務於速效」，編纂結集，進行分類訂考，編成五卷本的《貞元集要廣利方》。醫方編成後，德宗責令有關部門頒下州府閭閻之內，使老百姓都能夠知道，以便出現疫病時就可對症下藥。

至宋朝，政府充分利用了雕版印刷技術發明帶來的契機，大量

印行編輯醫書，向各州縣加以推廣，向老百姓傳播預防、醫治疫病的知識。如宋仁宗時頒發了《簡要濟眾方》，「命州縣長吏按方劑以救民疾」，對照醫書來救疫配藥。

政府最為積極與疾病作鬥爭的措施是給民眾醫藥進行救治。在疫病流行時期，中央政府和地方官員經常採用醫藥治療來對抗疫病。東漢和帝永元年間，疾疫流行，城門校尉曹褒「巡行病徒，為致醫藥，經理饘粥，多蒙濟活」。城門校尉主管京師的市容市貌與警衛，城內出現疫病，曹褒以官方的名義給藥施粥，救活了相當一批人。農村出現疫病，政府也會派出醫生到鄉村巡視。疫病流行高峰時，人民最需要、最緊迫的是能有人為他們提供針對性很強的抵抗疫病侵襲的醫藥。隋唐五代時，很多帝王能及時派出使者為疫區人民送醫送藥，治療病人。貞觀十年（636年），關內、河東疾疫，唐太宗李世民「遣醫賫藥療之」，派出醫生帶着藥品到疫區進行治療，見效明顯。唐文宗太和六年（832年）春天，自劍南到浙西，江南大部分地區流傳疫疾，文宗頒詔說：「其疫未定處，並委長吏差官巡撫，量給醫藥，詢問救療之術，各加拯濟，事畢條疏奏來。」責成地方官員親自下鄉送藥，其具體實施情況必須向文宗彙報。

開倉賑濟、恢復生產，這是幫助老百姓疫後生活重建的措施，可以保證老百姓有一些基本的生活設施。遭受疫災之後，災區人民生活會受到較大的影響，政府在經濟上切實解決人民生活困難、減

輕生活負擔的做法是救濟糧食。西漢元帝時，關東水災疾疫，大量流民湧入關內，元帝下詔官吏要轉運糧食給流民，要開倉賑濟、賜寒衣，保證災民能有基本的吃穿。減輕租稅。唐文宗太和六年，江南大疫，不久，發現疫區缺乏糧食，所以給遭受疫病流傳的山南東道、陳許、鄆曹濮三道各賜糙米 2 萬石，讓度支逐便支遣，「仍令本道據飢乏之處賑給」。中央政府將糧食賑給地方政府，地方官員再落實到具體的人頭上。淮南、浙西兩道，文宗不賑給糧食，而是以常平義倉粟賑賜。義倉本是為了救災而設立的，災疫嚴重，政府就開倉放糧。此外，文宗還令上述數道除軍糧外，屬於度支戶部徵收到的糧食，全部減價出售給災區。這樣的措施，既保證了人民的正常生活，又使災區人民能及時地恢復生產，實行自救。

掩埋屍骨既可及時切斷病源，又能給疫後人們以心靈上的撫慰。大疫過後，許多百姓家破人亡，已無力為死去的家人安葬，往往會出現白骨露野的悲慘荒涼景象，許多人死後得不到及時掩埋，拋屍田野，弄得不好還會將病菌傳給活人，因此歷代政府對屍體的掩埋非常重視。漢平帝元始二年（2 年）下詔，凡是在疫病中一家死掉六人的賜給葬錢五千，一家死掉四人以上的賜給葬錢三千，二人以上的賜二千。平帝賜葬錢，既可以給活着的人心靈上以安慰，又能幫助他們擺脫困境，樹立生活的信心。貞觀四年（630 年），唐太宗得到消息說突厥各部落疫病之後，「殞喪者多，暴骸中野，前

後相屬」，馬上派出使者於長城以南分道巡行，—— 發現突厥人屍骸，迅速掩埋。天寶元年（742 年）三月，唐玄宗聽到「江左百姓之間，或家遭疫癘，因此致死，皆棄之中野，無復安葬」，內心十分不安，因而下令郡縣長官嚴加誡約，不允許病家把死人亂拋；以前沒有進行安葬的，勒令死者家屬給予安葬；如果沒有家人的，讓地方官將屍體集中到幾個地方進行安葬，「無令暴露」。大曆年間，杭、越地區發生大疫，代宗敕：「其有死絕家無人收葬，仍令州縣埋瘞」，斷絕屍體傳染病菌的可能。

收養遺孤等其他善後措施。疫病帶來的災難是巨大的，死亡率極高，經常會發生全家死絕，唯一留下一兩個孩子的情況，對此歷代政府也專門有指示。如唐代太和年間發生災疫後，文宗針對這一問題說：小孩只要不到 12 歲，家中沒有大人，官府就要出面干涉，讓其親戚收養，官府救濟兩個月的口糧，其名單必須上報給政府，以便隨時了解孩子的生活情況。

及早檢查與強制隔離

春秋戰國時期的人們認為早預防、早發現、早隔離、早治療都是對付傳染病的對策。公元前 479 年，楚國的子西說：「夫誰無疾

眚！能者早除之。……為之關籥蕃籬而遠備閑之，猶恐其至也，是之為日惕。若召而近之，死無日矣。」對染上疾疫的病人要及早治療，越早就醫就越可以治癒。

疫病發生後，除了積極治療外，夏商周時期對隔斷傳染源以防止疫病繼續擴大的思想已經產生。《周易‧兌卦》九四爻辭說：「介疾有喜。」介即隔離。王弼註釋道：「閑邪介疾，宜其有喜也。」為防治疫疾擴大，在患者區域之外樹立柵欄隔斷傳染渠道，其他人的性命就不會受到妨礙。《周易‧遁卦》的九三爻辭說：「係遯，有疾厲。」《易傳》解釋說：「係遯之厲，有疾憊也。」意謂當疫病發生時，健康人的身體受到威脅，就應該採取遠離傳染源的方法進行迴避，不應該與病人接近或接觸，要防備自己被傳染上。只有採取隔絕辦法，才能把疫病局限於一定範圍內。

春秋戰國時期人們繼續認為對患者採取隔離是防止疫病擴大的最有效措施，如果不及時隔離，就會影響他人的生命健康。《莊子‧外篇》說：麻風病人夜半生孩子，馬上拿了火照着看，內心十分擔心，唯恐小孩像自己一樣。麻風病會因密切接觸而傳染給他人，這使古人不勝惶恐，認為要嚴格進行隔離，切斷傳染源，《儀禮》說：有人得了疫病後，內外都要清掃乾淨，要將病人穿的髒衣服全部處理掉。對病人的生活用品及時處理，病人的居室要進行消毒工作，這種做法至今仍為我們接受。

秦漢時期，從農村到城市，對凡是感染疫病的病人，有一套檢查和隔離措施。湖北省中部發現的雲夢秦簡《封診式》中，我們看到了一條鄉村是如何對疫病患者採取措施的資料。這條竹簡講述了里典甲向上級報告，發現本里人丙好像是患癘（即麻風病），於是展開了調查。經詢問，丙說自己 3 歲時病癘，禿了頂，別的情況自己不太清楚，希望不要被認為是其他病。接着派醫生前去檢查，醫生從丙的鼻、肘、膝、足下等幾個方面進行觀察，最後診斷丙確是犯了麻風病。根據《封診式》患病者常被送到遷所的記載，所有患癘病的人將被送到癘遷所隔離，再進行醫治。說明早在秦代時期，對麻風病的診斷已有較高的水平，並且有一套報告、鑒定、隔離的完整制度，還建立起了傳染病的隔離醫院。

　　隔離的地方有兩種，一為疫病到來後臨時建立的場所。西漢平帝元始二年夏天，青州大疫，平帝詔曰：「民疾疫者，舍空邸第，為置醫藥。」疫情嚴重，患病人增多，政府因地制宜地空出一些住宅作為疫病的臨時隔離醫院，集中為他們進行治療。東漢桓帝延熹四年（161 年），先零羌叛，朝廷以皇甫規為中郎將，持節監關西兵。次年，皇甫規派遣騎兵向隴右進攻。由於道路阻絕不通，士兵中患病的達十之三四。皇甫規便將傳染病患者安置在臨時搭建的庵廬中，使之與健康的士兵隔離開來，以免擴大傳染範圍。皇甫規還親自巡檢，給予醫藥，即使是患病的士兵心裏也感到十分安定。永

明九年（491 年）建康周圍的長江下游地區發生大水，災後很多人得了疫病，南朝皇子蕭子良開倉賑救，得疫病者「於第北立廨收養，給衣給藥」。皇太子蕭長懋立疾館以養窮人，專門設立治病場所收治無錢醫治者。臨時隔離治療所設備簡陋，但畢竟隔離治療的方法在秦漢時期已被廣泛地接受和認可，說明了人類認識在實踐中不斷進步，科學知識在實踐中不斷地被掌握。宋神宗熙寧八年（1075 年）吳地大旱，饑疫並作。這年春天，疫病流傳，染病百姓不計其數，蘇軾在杭州建立了很多病坊，「以處疾病之人」，實際是簡陋的隔離醫院。他招募誠實僧人分散到各坊去進行管理，每天早晚，僧人們按時準備病人的藥物和飲食，「無令失時」。病坊的設立，救治了許多人的性命，同時也防止了疫病的擴大再傳染。

另一種是常設的隔離場所。常設一個地方進行疫病隔離，大概是佛教傳入中國後的產物，最初是由佛教界人士創設的。唐僧人道宣在《續高僧傳》中說那連提黎耶舍設有「病人坊」，內中收養的是麻風病人，男女別坊，分開管理，「四時供承，務令周給」。所以人們推斷病人坊的出現始於北齊時期。道宣又講到了釋智岩曾在石頭城癘人坊居住，為病人說法，「吮膿洗濯，無所不為」。至唐永徽五年（654 年），他死於癘人坊。武則天時期，癘人坊由政府出面主辦，有專門官員負責，此時改稱為悲田養病坊。會昌五年（845 年）唐武宗滅佛後，李德裕主張把悲田坊專門改為養病坊。其兩京

及各州，在錄事或年老者中挑選一位信得過的人專門管理，各州根據收容的病人數給田作為費用，「以充粥料」。兩京給寺院 10 頃，大州鎮給 7 頃，一般州給 5 頃。

宋朝在唐五代的基礎上積極地推行設立病坊。宋真宗在各路設置病囚院，專門收治疫病病人。宋徽宗崇寧初年，鑒於京師疫情不斷，政府設立了專門收養病人的安濟坊。安濟坊招募僧人掌管。當時政府規定坊中的醫者如果 3 年之內能醫治痊癒 1000 人以上的，「賜紫衣、祠部牒各一道」。這些醫者每人都要建立個人的技術檔案（手歷），醫治病人的技術長短處都要記錄下來，作為年終考評的主要依據。京師外，各州、縣在北宋末年有許多地方設立了安濟坊。宣和二年（1120 年），徽宗又頒佈了安濟坊每年所需錢米醫藥的數目。

除病人外，接觸過病人的人也要被隔離，因為他們最有可能傳染上疫病。《晉書》說：永和末年，疾疫流傳。根據舊制規定，朝臣家裏出現時疫，染易 3 人以上者，即使他身上沒有病，但百日之內不得入宮。這個「舊制」可能是指漢代，說明自西晉起，當時政府已有疫病的隔離政策和制度。如果官員們家中有 3 人得同樣的病，肯定是傳染病無疑，政府規定官員即使表面無病，只因可能是帶菌帶病毒者，也要過百日後才能上朝。這種措施，極為科學，它可以把疫病控制在最小範圍之內。由於東晉疫病多發，很多官員的

家裏都有病人，因此不上朝的人很多，王彪之就曾對穆帝說：「疾疫之年，家無不染。若以之不復入宮，則直侍頓闕，王者宮省空矣。」從政事角度而言，王彪之的進言是無可非議的，但從防治疫病角度而言，王彪之的做法是反科學的，那樣會使疫病的傳播暢通無阻。

人痘接種術

天花在中國最早的記載見於晉朝葛洪的《肘後備急方》，認為天花是一種流行病，稱之為「天行發斑瘡」，「劇者數日必死」，第一次準確而詳細地描述了天花症狀，並提出了治療的方法。隋唐時期，人們稱天花為豌豆瘡，已有了許多種的治法，王燾《外台秘要》更是搜羅百家治療方劑多達 12 種之多。至宋朝的醫書中，天花才被稱為豆瘡，後改豆為痘。南宋名醫陳文中《小兒痘方論》，始把這一疫病看作是小兒病。

由於唐宋時期天花屢屢流行，後代醫家們進行了反覆研究。有人認為早在唐開元年間中國就流傳有鼻苗種痘術以預防天花：「考上世無種痘，諸經自唐開元間，江南趙氏始傳鼻苗種痘之法」（清董玉山《牛痘新書》）。這種新法，無其他材料可以輔證，所以並不為學界認同。至北宋初年，在四川峨嵋有了專門傳播種痘的人。

清朱純嘏《痘疹定論》、吳謙《醫宗金鑒》等書記載，宋仁宗時，宰相王旦子王素從小就聰明異常，王旦特別喜愛。王旦以前的小孩都得過痘疹，一一去世，所以王素出生後，他心中一直擔憂，害怕他也會得病。一天，他召集了許多醫生，問他們如何才可以預防此病，有什麼藥可以治療。當時有個四川籍的醫生對王旦說：「在峨嵋山有個神醫，他能夠種痘，百無一失，峨嵋山的四周村莊，人們都求他對小孩種痘。由於他種痘後，對預防天花十分靈效，所以人們稱他為神醫，所種的痘，稱為神痘。如果丞相非常想給公子種痘，我就一定到峨嵋山去請神醫來，這不是一件很難的事情。」王旦表示一定要請神醫來。

一月不滿，峨嵋神醫被請到了京師。神醫見到王素後，摸摸他的頭說：「這個小孩是可以種痘的。」遂於第二日為他施了種痘手術。7天後，王素發熱。再過12天，所種的痘結痂。王旦十分高興，厚謝神醫。神醫歸去以後，他的種痘術被其他醫生學到手，遂秘傳於民間。

峨嵋神醫在當時可能採用的是「鼻苗種痘」法，就是將痘苗接種到鼻黏膜上，引起人工免疫的一種接種方法。種痘法是在社會需要的情況下才產生的，從中我們可以了解到宋代天花肆虐猖獗的情況。種痘法發明後，預防了天花的發生，挽救了無數人的生命，是醫學上的一大發明，是中國人民對世界醫學的一大貢獻。

古代的衛生預防

　　隨着人們對疫病認識的不斷深化，夏、商、西周時期產生了中國疫病預防最早的思想。這些思想有很多保存在《周易》這部書中。《周易》以卦和爻來占卜和象徵自然和社會變化的吉凶，其卦辭和爻辭則是對占卜情況的記錄或總結，保留了古人對疫病預防思想認識的資料，這些資料大多是殷周時代人們真實思想的流露。

　　在《周易》中，一再提到在疫病未發生時，要確立預防疫病發生的思想，在精神上做好準備。《周易‧需卦》的九三爻辭說：「需於泥，致寇至。」《易傳》解釋說「需者，飲食之道也」，「需於泥，災在外也，自我致寇。敬慎，不敗也」。因此在疫病未發生前，就應該充分意識到疫病的危害及嚴重性，做好預防疫病的心理準備。

　　《周易‧乾卦》的九三爻辭說：「君子終日乾乾，夕惕若厲（癘），無咎。」後代王弼作註時說：「九三，在不中之位，故終日乾乾，至於夕惕猶若厲（癘）也。因時而惕，不失其機，雖危而勞，可以無咎。」不中之位，指處於憂患之境、困難時期。王弼意謂處於困難時期，君子要自強不息，不要像見到疫病一樣害怕得不要命。如果時時警惕，艱苦奮鬥，即使情況最後不很妙，但上天也不會歸咎下來的。反過來看，《周易》本意是說即使有了疫疾，君子也要帶頭進行防治，不要在疫疾面前心慌失措。中國古代就是在

這樣的思想啟發下，樹立起了預防疾疫的思想，堅決了戰勝疾疫的信心，因而在防治疾疫的醫學理論和實踐上，發展很快。

為預防疫病發生，早在夏商時代的人們在個人衛生方面已十分注意，在甲骨卜辭中已有個人洗面、洗澡、洗手、洗腳的記錄。在安陽的殷王墓中，出土了壺、盂、勺、盤、銅洗等全套盥洗工具。注重個人衛生是預防疫病的主要措施。

秦漢時期的法律條令規定，官員每五天一休沐，即五天要洗一次澡。在《大戴禮記》中記載：「五月五日蓄蘭為沐浴。」蘭即佩蘭，又叫零陵香，散發香味，驅除細菌，清潔身體，有利於健康。秦漢還有「祓禊」，即消除不祥之祭。禊祭方式是熏香沐浴，《後漢書·禮儀志》云：「是月上巳，官民皆絜於東流水上，曰洗濯祓除去宿垢疢為大絜。」通過沐浴，搞好個人衛生，驅除疫病流傳的可能。

漢代的《論衡》說：「鼠涉飯中，捐而不食。」這符合現代意義上的衛生要求。《金匱要略》也告誡人們：「果子落地經宿蟲、蟻食之者，人大忌食之。」否則會得瘧疾。夏代人已知鑿井而飲，相傳伯益作井，人們已注意飲水衛生，如果飲用河水就很容易轉相傳染。

預防疫病，環境衛生是重要的一個方面。商周時期的人們已知在高亢之地建造房屋居住，因為住在向陽乾燥地方有利於太陽光照，乾淨消毒，限制了疫病病菌的傳播。在河南安陽發掘的商代遺

址中，發現在平民住屋附近，已有地下排水管道，說明商代人民已注意到排除積水、污水。在甲骨卜辭中，已有在室內外打掃和除蟲的記載。《漢書》載，漢武帝時，戾太子發兵與丞相軍戰於長安，「合戰五日，死者數萬人，血流入溝中」。顏師古註釋說：「溝，街衢之旁通水者也。」這段記載表明，當時城市街道的兩旁開有通水的水溝。在考古發掘中，秦漢大中小型城市遺址之內普遍發現有下水道遺跡。下水管道多係陶製，逐節串連貫通，以供排泄污水之用。漢代已專門有裝人體排泄物的容器。孔安國曾為漢武帝掌過唾壺，即痰盂。在考古發掘中，我們已發現了漢代的瓦廁，即專門供方便的廁所。《周禮》中講到周秦時期的宮內已經建立路廁，漢朝時中國都市中普遍設立公共廁所，當時稱之「都廁」，從出土的漢代明器來看，設計已相當合理。這些環境衛生的處理技術和方法，方便了群眾生活，對疫病的防治所起作用重大。唐五代時政府專門有管理廁所衛生的官員，城市的衛生設施在世界文明史上處於領先的地位。

漢代在各大城市附近開造了大規模的人工湖泊，在第宅庭院中還散佈着許多規模較小的水池。這些人工水面的存在，既提供了居民的部分用水，而且還可以起到改良局部氣候的良好作用，有利於預防疫癘的產生。《淮南子·氾論訓》說：發狂的馬不能接觸木頭，瘋狗不能投於河中。古人知道狂犬、狂馬通過嚙咬而很容易使人感

染，所以捕殺之後嚴禁食用。同時也知道不能將打死的狂犬扔入水中，因為扔入水中，病毒會污染水源，將疫病傳給更多的人。《後漢書‧禮儀志》云：「夏至日浚井改水，冬至日鑽燧改火，可去溫病。」水源衛生是人們控制、減少疫病的關鍵，因而夏天時必須挖好井，保證一年四季有清潔澄淨的水飲用。

古人認為，許多傳染病是由塵埃中得來的，因此早在戰國時期對「棄灰於道者」就要判處一定的刑罰。就是說，垃圾不能隨便拋撒到街道上，城市的垃圾須按政府的規定處理。為防止塵土飛揚，當時採用噴灑水的辦法來降低塵埃飛揚的密度，防止由塵埃傳染疾病的危險。為防止塵土飛揚，保持城市衛生，官府常常徵發百姓清掃街道，並灑水於道，這對於淨化環境，改善衛生，具有相當的意義。

對疫病的預防還表現在藥物消毒方面。《夏小正》記載端陽時，「蓄藥以蠲除毒氣」，通過藥物，消除疫氣存在的可能。據雲夢秦簡記載，秦國在凡外來賓客入城時，對其車上的衡軛要用火熏燎，以防馬身上未被消滅的寄生蟲等附着在衡軛和駕馬的皮帶上。用火熏燎的方法是歷史上延續最久的風俗之一。用這種方法除有防蟲害作用外，對一些細菌和病毒也有殺滅作用，帶有防疫性質。

後記

在中華民族幾千年文明史中，曾經出現過大量疫病，不但對人們的心理上造成恐慌，而且造成了大量的人員死亡和巨大的物質損失。然而，只要樹立必勝的信心，掌握科學的方法，人們還是能從疫病的蹂躪中堅強地站立起來，生生不息，創造出更大的輝煌。中華民族就一次次戰勝了疫情，繁衍發展到今天。

現代科學的發達，使原來統稱為「疫」的傳染病，在認識的深化下，可以細分成各種具體的種類。生物醫學的發達，檢查儀器的發明，治療技術的增強，人類對這些疫病從預防到診斷、治療，手段也越來越多。今天，我們擁有一整套抗擊疫病的措施方法。我們是不必談疫色變的。

同時，我們也應清醒認識到，隨着人口的增加、工業的發達，近幾十年來，呼吸道傳染病有所增加，各種變異的疾病一次又一次侵擾着人們安靜的生活。2002 年在中國廣東首見的嚴重的急性呼吸困難綜合症（SARS），在幾個月裏擴散至東南亞乃至全球，直至2003 年中期疫病才被逐漸消滅。2019 年 12 月在中國武漢出現的新型冠狀病毒引發的肺炎，同樣是一種與非典有些相似的呼吸道傳染病。感染者會伴有發熱、咳嗽、氣短及呼吸困難，嚴重的病例

會出現腎功能衰竭乃至死亡。這種病傳染力較非典更強，給人類帶來的危害也更嚴重，截至今天（2020 年 6 月 9 日）中國各省市自治區已累計確診 84638 例，累計治癒 79875 例，累計死亡 4645 例，海外累計確診已超過 710 萬例，累計死亡 40 萬例。這樣兇惡的疫病，相信今後還將可能出現。

對生活在現代社會中的人們來說，碰到這樣的疫病，一是沒有必要驚慌，要樹立起必勝的信心。要相信在政府的領導下，我們的社會保障是堅實的，有充足的物質條件來抗擊疫病；二是要相信今天的科學和醫療水平，我們是完全能消滅這種疫病的。不管這種疫病是多麼怪異和變態，我們的科研人員很快就會找到消滅它們的方法；三是要從歷史的經驗中得到一些啟示，從中國歷史傳統中找到抗擊和預防的方法。中國古代對疫病傳染源的認識、對傳染渠道的切斷、抗疫具體措施、對疫後社會秩序的穩定和社會救濟，直至今天還具有一定的借鑒意義。

20 多年前，我因為一個偶然的因素進入中國傳染病史的研究領域，並撰寫了《三千年疫情》一書，這也是我個人的第一本著作。最初寫作的時候，我就認為傳染病史的研究是很有現實意義的，學者應該將自己的成果讓社會上更多的人看到並從中得到啟示，因而努力把自己的研究定位在半通俗和半學術之間，注重歷史學研究的現實意義。此後既寫過幾篇學術論文，又寫過一些通俗的文章，力圖總結中國古代抗擊疫病的經驗，向社會傳播，以加強對

這方面知識的了解。

　　這段時間，面對疫病的流傳，總覺得作為學者應該為社會的抗疫作出自己的貢獻。今年大年初一的晚上，出版社的編輯和我談到這個問題，竟然和我的想法不謀而合。我從自己的舊稿中拿出相關的內容，再趕寫了部分章節，合成這本小書，希望讀者能從古代的經驗中借鑒一點防治疫病的方法和措施。

　　只要我們眾志成城、守望相助，在政府的組織下，依賴科學、積極抗擊，相信我們必將取得這場鬥爭的勝利。

　　疫病並不可怕，我們一定能戰勝新型冠狀病毒。

張劍光

2020 年 6 月 9 日

責任編輯	陳思思　李斌	
書籍設計	Edith	

書　　名	中國抗疫簡史	
著　　者	張劍光	
出　　版	三聯書店（香港）有限公司	
	香港北角英皇道 499 號北角工業大廈 20 樓	
	Joint Publishing (H.K.) Co., Ltd.	
	20/F., North Point Industrial Building,	
	499 King's Road, North Point, Hong Kong	
香港發行	香港聯合書刊物流有限公司	
	香港新界大埔汀麗路 36 號 3 字樓	
印　　刷	美雅印刷製本有限公司	
	香港九龍觀塘榮業街 6 號 4 樓 A 室	
版　　次	2020 年 6 月香港第一版第一次印刷	
規　　格	特 16 開（150 mm × 210 mm）256 面	
國際書號	ISBN 978-962-04-4647-4	

© 2020 Joint Publishing (H.K.) Co., Ltd.

Published & Printed in Hong Kong